Sleeping Apart

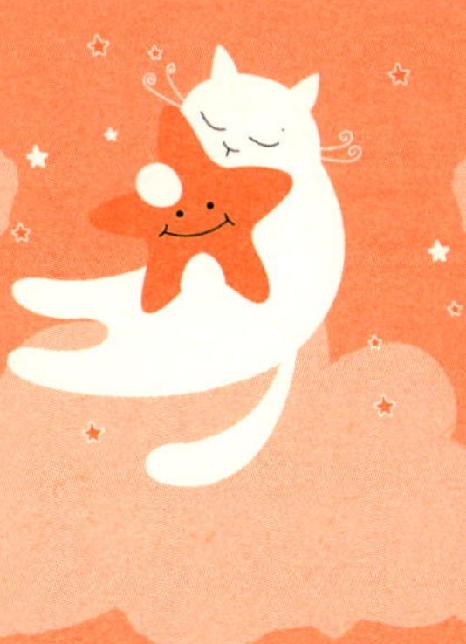

好睡眠才有好感情

[澳] 简妮弗·亚当斯——著
李 斯 余梦君——译

Sleeping Apart

中国友谊出版公司

图书在版编目（CIP）数据

好睡眠才有好感情 /（澳）简妮弗·亚当斯著 ；李斯，余梦君译著. -- 北京 ：中国友谊出版公司，2018.7
书名原文：SLEEPING APART NOT FALLING APART
ISBN 978-7-5057-4409-7

Ⅰ. ①好… Ⅱ. ①简… ②李… ③余… Ⅲ. ①婚姻-通俗读物②睡眠-习惯-通俗读物 Ⅳ. ①C913.1-49 ②R338.63-49

中国版本图书馆CIP数据核字(2018)第134514号

著作权合同登记号 图字：13-2015-059号

书名 好睡眠才有好感情
著者 [澳] 简妮弗·亚当斯
译者 李斯 余梦君
出版 中国友谊出版公司
发行 中国友谊出版公司
经销 新华书店
印刷 北京中科印刷有限公司
规格 880×1230毫米 32开
9印张 162千字
版次 2019年1月第1版
印次 2019年1月第1次印刷
书号 ISBN 978-7-5057-4409-7
定价 45.00元
地址 北京市朝阳区西坝河南里17号楼
邮编 100028
电话 （010）64668676

睡眠啊！

多么优雅，全世界都钟爱它。

——[英]塞缪尔·泰勒·柯尔律治

目录
CONTENTS

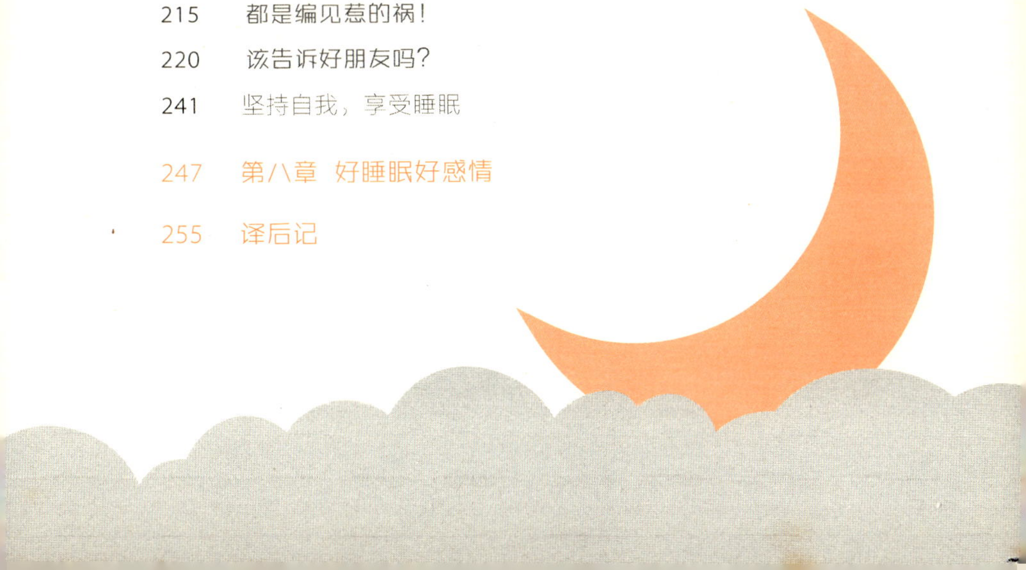

序言

睡觉的故事

我在 2007 年年中结了婚，很多人问我婚后生活怎么样，每次我都开心地回答他们说，样样都好。婚后，丈夫搬进我住的房子了，熟知我的那些人就进一步发问：你们两个在一间卧室里是如何安顿下来的啊？说得更具体一些，就是问我们两个在原来属于我一个人的卧室里如何安顿下来。这问题回答起来也简单。

并不需要在一间卧室里安顿下来。我们两个各有自己的卧室。

接下来的几年里，我经常发现自己不时陷在一些家庭琐事的谈论中出不来，最后往往只好将“我们各自有自己的卧室”一事和盘托出。把夫妻生活中分床睡这件事说给别人听，在我看来没什么大不了的，可是，我发现有很多人也跟我们一样分床睡，但透露此事的方式却与我大不相同。在我看来，两个人睡觉习惯各不相同，因而会弄得晚上睡不好，大家想出了一个解决问题的实际办法，这岂不是很好？可为什么人们却羞于谈论此事，弄得鬼鬼祟祟的呢？我真是有些好奇。

人们普遍关心的一件事情是：可能我的婚姻出了严重状况，或者遇到了婚姻初期的麻烦，又或者以为我和丈夫弗雷泽正在忍受某种难熬的痛苦，在夫妻矛盾解决之前，两个人在斗气分床睡。我深知自己的婚姻完全没问题，因此总是向前来打探的人保证说，一切都妥妥的。

从初期交谈中了解到的这些情况，我慢慢对一些人如何看待分床睡的事情产生了很大兴趣。这好奇心让我雄心顿起，一有机会就与人说起这话题来。结果我发现，人们在这事情上态度各异，也都很诚实，就是说，大家都不大情愿在人前直接说起此事，担心别人说三道四。

我跟很多人聊天，也有很多人鼓励我说出自己就这件事情的想法与意见，结果就成了今天这么一本书。我觉得，有很多夫妻或伴侣一定想知道，世上还有其他一些夫妻，他们太想睡好觉了，因此把一夜安睡列为优先考虑，这样就可以把夜间同床共枕的需要暂搁一边。我还认为，这些人一定还想知道，有很多人为了睡得香，某些晚上会分床睡，甚至每天晚上都分床睡。最重要的是，我觉得，这些人如果知道别人也在分床睡，而不光他们家是这样，那他们一定会安心得多。

可是，还是回到开头的那个话题吧。我以前每天晚上睡觉就是这么一种情形。

我结婚比较迟，41 岁才敲定婚事。二十出头一直到三十好几交的男友，我们都可以开心地共睡一张床。事实上，我以前在很多时尚杂志上看到的少女梦想，就是跟男友躺在床上，依偎在他身旁美美睡上一觉。到了交男友的年龄，我就将这梦想付诸实施了，很开心。我喜欢跟男友睡一起，也很喜欢跟他挤在一张床上的亲密感。只是从来都没想过，事情竟然会起变化。

34 岁那年，我跟一位新男友睡上了一张床，两个人交往了两年，我们称他为布伦特吧。可是，大约六个月后，我开始出现睡眠不好的状况。布伦特鼾声如雷，而且他每晚还将空调开到 19 摄氏度以下，让人冷得发抖。夏天还好点，到了冬天，简直就没办法忍受了。科学也好，逻辑也好，我都不太懂，只是觉得，冬天冷多了！

一方面，两个人的关系在进展，可如果我稍晚上床弄醒了他，他就越来越不耐烦了。如果我经常晚于他上床，事情就常常会是这样。这样，两个人的关系明显就紧张起来。我尽全力挽救，想维持这关系，尽量让他看不到我，每天晚上默不作声地溜进被子里。可是，假如浴室设在套间里面，晚间睡觉前要洗漱的话，这样做就很不容易了。

这样一种睡眠环境，我想办法忍了一年半。他的鼾声和空调机的咔咔声有一阵让我一连三个晚上都没合眼。因为担心吵醒他，整个晚上我焦虑万分，却也没有因此累得睡着。整个人完全无法入睡，就算悄悄躲进另外一个房间里躺着，我还是睡不着。因为睡不着，一阵一阵的怒气也积郁起来。情况变得极其糟糕，没办法，只好去看医生，生平第一次开始吃医生开的安眠药。最糟糕的时刻到来了，我开始思考这样一种未来：要么整晚上不睡觉，要么就只好继续吃安眠药。

我明白，有些人，比如带小宝宝的母亲，觉得三个晚上睡不好简直不值一提，没什么好抱怨的。很多人只睡很短时间就能活下来，我对他们真是佩服得五体投地。可是，我这人天生不同，如果不能睡够至少七个小时，就会整天昏头昏脑。

面对这样一个持续恶化的两难问题，我只好越来越多地溜进另外那个房间去睡觉。可是，布伦特却不喜欢这样，他认为这是我完全没有必要的过度反应。他拿出了一个解决办法，让我每晚塞上耳机睡觉。他跟我解释说，传统上来讲，两个人要生活在一起，意味着每晚都要同床睡觉，哪怕这意味着我会不舒服、睡不好，甚至健康会受影响。我想跟他理论，他却总是啧啧称奇，或者懒得搭理，厌烦地告诉我说：“很多女人都得忍受男人打鼾。”因此，说实在话，他认为我应当慢慢习惯。至于空调的响声和室内温度的事情，我都不想提我们都说了些什么话。

结果，我无法“慢慢习惯”。一到晚上，我就神经紧张，焦虑不安，担心第二天打不起精神来。让人万分沮丧的是，上床睡觉竟然成了一件难受的事情。

几重因素（当然包括睡觉这件事情）导致这场关系完蛋了。这个结局，尽管让人无限伤感，却也带来一丝欢乐，因为我知道，再也不用忍受与布伦特共睡一床所面临的身心折磨了。我又回到了往日的生活，一个人住在自己的房子里，在自己的床上美美地睡觉。我知道再没有鼾声，再没有空调咔咔乱响，也没有人因为我无法入睡而指责我了，这安稳的感觉简直无法形容。什么时候睡觉，在什么环境下睡觉，完全由我一个人决定，这自由自在的感觉从来都没有现在这样明显和重要。

之后我就遇到了现在的丈夫。恋爱初期的狂热往往会掩盖许多现实的毛病。我跟弗雷泽头几个晚上睡在一起，这跟新人相识的经历大致一样：外出吃饭，喝上几小杯白酒，然后是两个恋人之间激情澎湃的事情。这几样事情合起来，常常让两个人一觉睡到大天亮。

之后，我们就开始商讨什么时候去谁家睡觉比较舒服、节奏更适当的问题，此时，我又开始睡不好了。假如是轮流在两家睡而我又睡不着的话，如果在我家，我可以溜出去睡沙发，如果是在他家，那我可以睡客房地毯上。这可不是理想的解决办法，晚上睡不好，而且情绪紧张。可是，由于两个人当时并不住在一起，偶尔睡不好，回家之后，我还是可以一个人在家好好地补睡。

可另有一个麻烦问题：弗雷泽是零售商。大多数时候，他得早晨五点就起床，辛苦一整天，然后晚九点就得上床睡觉了。我们刚认识的时候，他勉强可以熬夜晚睡，可是长期熬夜他可受不了。

大约四个月后，我和弗雷泽商量好，让他搬到我家来住。想到要同睡一张床，我们两个都有些惊慌失措，可是，就共住一屋之下的事情，两个人都还没有坦诚地交换过意见。常规的做法其实很简单：假如搬去谁家去住，那肯定是要同睡一张床的。我们也就这么做了。弗雷泽搬进来了，我们两个就共睡一张床。这样持续了一个星期。

弗雷泽打鼾，我一直醒着，两个人无法在一张床上同睡了。由于两个人都到了三十大几的岁数，适应新环境的能力也很低，因此，这件事情可不是我俩任何一个人可以坐视不管的了。也就是说，我们两个都立即把自己的烦恼告知对方了。最后，我们还是因此进行了商讨。

商讨期间，两个人达成共识，即只在周末一起睡，因为两个人在工作日都得睡好觉。这个方案维持了约两个周末。这次关于分床睡的问题，还有一个复杂因素，就是说，弗雷泽打鼾不是我形容的“磨坊不停转”那种模式，而是完全不同的另一种打法，到后来我们才明白，那就是呼吸暂停症。

这样，弗雷泽在我家住了三个星期，之后，两个人每晚都分床睡了。我私下里以为，做出了这样的决定，两个人一定都松了一口气，可是，两个人都因为害怕伤害对方的感情而不敢大张旗鼓地分享这份轻松。睡觉之前，或者醒来之后，我们都喜欢跑到对方床上去睡一会儿，早晚吻别，周末的时候两个人再在一张床上睡一天。

我们定下这套规矩，慢慢就解决掉了分房睡觉而又不伤害对方情感的麻烦问题。

从非常实际的层面来看，时间长了就会很明显，共住一个房间的确会带来很大麻烦。大多数日子，弗雷泽都起得很早，晚上早早就睡下了。相对而言，我是夜猫子，晚上要到 11 点或更晚才睡觉。我的确也很喜欢周末睡个懒觉。我也很喜欢躺在床上看书，可是，共睡一张床的话，如果对方已经睡着，这样做不仅不自在，而且也是在自找麻烦。

另外，也有室温和床被床单方面的麻烦。在夏天，弗雷泽可以忍受很高的室温，可是，我却需要有电风扇。弗雷泽睡觉盖一丁点就行，我却必须盖好多层。冬季，弗雷泽可以睡凉被窝，而我没有电热毯就睡不成。所有这些加起来，就构成我所说的睡眠不适应，让人觉得各睡各床是最好的选择。我们两个都觉得，由于其中一人被迫放弃怎么睡的自由而抱怨对方，的确无益于维持健康的伴侣关系。达成这个共识后，我们两个都更加自信，觉得分床睡的决定是正确的。

我明白，我和弗雷泽做出的决定并不适合每个家庭。我认识许多人，他们根本无法想象两个人如何能够分床睡。他们觉得，同床共枕是夫妻生活的重要部分。可是，我相信，我们两个分床睡觉，反倒使两性关系更密切了。由于每个晚上都不在一起睡，因此，我们被迫就两人关系保持诚实态度。分床睡觉的决定意味着，我们仍然保留了自己作为单个的人到底是谁的重要部分，因此必须就两个人作为伴侣而分床睡觉的意义保持交流。

我们两个都十分小心，凡是跟卧室有关的生活部分，都不能将对方排斥在外，尽管这听上去有些好笑。互相到对方床上去睡一个晚上是常事，哪一个房间都不能当作自己的专属之地。

我们这样一起生活已经有 9 年了，而且过得很开心（当然，也有各家各户常见的生活波折），两个人的关系处得也正常，该怎样就怎样。我常想，由于两个人并不是每天晚上都在同一张床上睡觉，因而也无法分享同床共枕的亲密感，会不会对两个人的关系造成影响呢？不过，把一切综合起来考虑的话，我倒是奇怪，假如当初没有做出分房睡觉的决定，两个人今天还会不会在一起过啊？我想，这事可能永远都无法说清楚。最重要的是，这样的分床睡觉的决定对我们两个有效，也只有我们两个人才真正明白，这个决定是如何以及为什么有效的。

人都喜欢依照自己的价值观和常识来做出判断，正是这样，我们才会去谴责或批评与我们不一样的人。因为他们的决定不是我们会做出的决定，因此我们也懒得去搭理这些人和他们的决定。

所以说，我睡觉的故事并非每个人的睡觉故事。可是，我也明白，有千千万万的夫妻，他们睡觉的故事跟我们的故事很相像。还有更多的夫妻或许至少想亲自试一试。

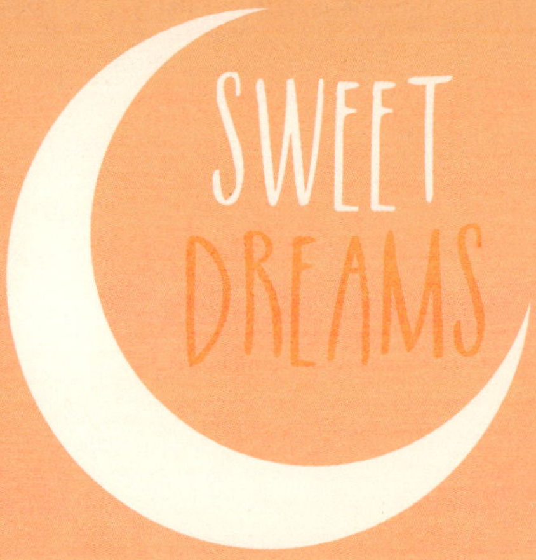
SWEET
DREAMS

前言

本书为解决两性睡眠问题而诞生

有很多夫妻，他们面对同床睡觉的问题时犹豫不决，或者不知道如何解决睡觉的麻烦问题，或者想知道其他夫妻是如何应对这些问题的，本书就是要为这样的夫妻提供有趣的信息和实用指南。还有一些夫妻，他们一直在努力想办法让分床睡觉成为可行之事，那这本书也对他们有用，本书会告诉他们如何应对目前的具体问题。

分床睡觉包含一大堆事情，分床也有不同的分法。这本书将告诉大家如何应对跟分床睡觉相关的众多行为方式。

有很多夫妻夜夜同床共枕，彼此相拥，轻松入睡，早晨先后醒来，愉快地面对新的一天。所以，我可以肯定，分床睡觉并不适合每个家庭，正如同床共枕也不一定适合所有人。

还得说清楚，分床睡觉（尤其是各睡各房），也不是人人都享受得起的。房子太小，或者因为特别的家政安排，限制了很多人每晚单独睡觉的机会。

在哪里睡觉，以及怎么个睡法，这只是夫妻关系中的一个层面，它有多重要，也要依一对夫妻具体的情形来看。夫妻一起生活，会做出很多的决定，所有的决定都必须考虑到更大的一个整体。这意味着要尊重对方的需要，还得考虑另外一些人的需要，比如孩子和一大家子其他的人。

为了说清楚这件事，我查阅了好多资料，希望能够支撑自己的观点，或者挑出自己的想法当中还有哪些毛病。我跟很多自己十分熟悉和不那么熟悉的人谈过话，还采访过一些夫妻和单个的人，了解他们睡觉的情况，这些人，有的喜欢一起睡，有的每晚都直奔各自的卧室。我在互联网上进行拉网式搜索，从文章（学术性的、新闻性的、观点性的都有）、论坛、博客和网站上搜罗尽量充实的信息。我还找到两本专著，专门讲述同床睡觉的夫妻面临的麻烦问题。

在本书写作期间，我于 2011 年 1 月份在迈娅·弗里曼的玛玛米亚网站上发了一篇文章。这篇文章引起了读者的热烈反响，以至七次广播采访在全澳大利亚各地播出。文章引发的评论和反馈以及广播采访的内容，也都包含在本书中。

来自这些渠道的各种正式或非正式的信息，都以不同面目出现在本书中。常有的情况是，在一些闲聊之后，我会记下人们所说的话，并征得这些人的同意后利用这些信息。有时候通过口口相传，有时候通过询问我博客上的读者，还有些时候我会在互联网论坛上打广告，这样就找到了很多夫妻来采访。我还征得 mamamia.com.au 网站和澳大利亚全国广播公司“生活栏目”的同意，使用收集到的针对我的文章和采访的反馈意见。我还征得其他一些网站和博客的同意，使用其中对我有用的内容。

为保护个人隐私，我采访过的人和向我透露过故事的人，他们的名字都做了变更。但是，为了让每个故事都有一个上下文，我最起码会把他们的年龄附在上面，大多数情况下，我会标明他们的职业和与伴侣交往的时间长度。尽管找到年龄在 40 多岁又分床睡觉的人容易得多，但是，我还找到了最年轻的一对分床睡觉的伴侣，一个 24 岁，一个 26 岁。

很多人把家庭私事和个人信息透露给我，这让我感激不尽。有些故事让我忍俊不禁，另外一些故事令人深感同情，他们或者因为缺乏睡眠而艰难度日，或者因为睡不好而导致夫妻反目。

Good NIGHT

第一章

睡觉的秘密

维持两性关系，与伴侣同床共枕是重要的基石，这是现代文化所暗示的一条信息。过去几十年来，我们的文化实践看来总是把成功的两性关系与稳妥的同床共枕相提并论。这是一个有趣的想法。最新的研究发现，“一个人应当如何睡觉的社会规范，很容易导致文化规定的睡眠习俗与一个人的生理需求之间的不一致”。对睡眠的社会层面进行的研究经常得出这样的结果：睡眠习俗也许并不总是符合单个人的健康利益。但是，我们还是不断地彼此同床共枕。

可接受的社会规范

睡眠是一个自然却又复杂的过程，是人最基本的需求，跟人要吃饭差不多。但是，针对睡眠，有一种社会性的判断透镜置于其上，这把透镜描述出来的睡眠，远不止其基本的生理功能。尽管就睡眠行为本身并没有什么好说的，可是，当两个人结成一种人际关系时，人们就有了期许，认为这两人应当夜夜同床共枕。尽管很多夫妻在这条传统之路上行走得十分欢快，可为什么对于分床睡觉的夫妻，人们却要皱起眉头来呢？为什么有那么多的人会掩盖这样一项事实：他们自己才是最理想的睡眠伴侣？但最重要的是，为什么有那么多人宁肯忍受夜复一夜的失眠，仅仅只是为了顺应某种社会规范呢？

睡眠本身不过是一种个人活动。可笑的是，许多人却选择跟另一个人一起来做这件事。格哈德·克罗什是《最好两个一起睡》的作者，他说：“睡眠除了是一个过程，同时也是一种行为，有与其开始和结束相关的仪式作为证据。”由于人类习惯于这么做，我们就喜欢与他人分享行为与仪式。这样更好玩。

保罗·罗森布拉特是明尼苏达大学讲授家庭社会学的教授，也是《一床两人：夫妻同床的社会制度》一书的作者，他在书中写道：夫妻应当学会如何同床共枕。不幸的是，正如并非我们每个人都能了解量子物理学的奥秘一样，并不是每个人都能学会如何忍受整晚整晚无法安睡或时醒时睡，仅仅只是为了与所爱的人同床共枕——无论这些行为与仪式到底有多么让人开心。

澳大利亚人际关系专家与心理学家雅克琳·萨阿德这样谈及分床睡觉：“我们发现，这个想法十分奇怪，因为社会已经制约好了我们每个人，期望夫妻同床而眠。同床共眠象征着个人空间和精神空间的分享与参与。由于分床而睡传统上暗示着两性关系的崩溃，因此就有某种耻辱的意味附着其上。”

斯蒂芬妮·昆茨是华盛顿州长青州立大学讲授历史与家庭研究课程的教授，她就提出反对意见说，对分床形成的过重期许是人为的，相对历史也比较短。她说：“它代表这样一种在20世纪初期形成的曲奇成型刀模式，要求人们依照这种不间断的整体精神来满足每一种个别需要。可这并不符合我们已知的历史上行之有效的很多种夫妻关系。”昆茨还额外指出，这个模式也不适合现代生活方式，因为在现代，很多人是稍晚才结婚的，他们将更多的经验与习惯带进了夫妻关系中。

睡觉的公众形象

我们这个文化深受印刷与视觉媒体中所见所闻的影响，因此对夫妻同床共枕的描绘经历了很大的变化过程，起初完全没有夫妻同床的镜头；在早期的电视节目和电影中，已婚夫妇在标准间各睡各床的情景无处不在（通常从脖子到脚都用棉织法兰绒包得紧紧的），最终发展到了今天这一步：一对伴侣，无论异性恋还是同性恋，出现在各种各样的家庭环境里，两个人一同上床，没有任何人会因此皱一下眉头。

很显然，关于电视的一个最八卦的问题是：在电视节目中出现的睡在同一张床上的第一对夫妻是谁？而且这问题还有不同的答案，取决于“睡在同一张床上”是什么意思。根据大多数电视八卦资料来看，《摩登原始人》（1960—1966）可摘得桂冠，尽管是部动画片，却是第一个显示一对夫妻真实躺在床上的电视节目。也有别的八卦来源声称，名为《玛丽·凯和强尼》的那个节目，早在 1947 年就上演了。演员玛丽·凯和强尼·斯特恩主演了那部以电视节目为基础的室内情景剧，他们扮演一对真实夫妻，生活在格林尼治村的一栋公寓里。为了降低摄制费用，电影就在这对夫妻真实的公寓里拍摄而成，他们也睡在自己真实的床上。

但是，就是否实际拍过玛丽和强尼在一张床上，还存在着争议，也许只是显示他们住在一间卧室里，里面只有一张床，这样就引导观众得出结论，认为他们两个实际都在那床上睡觉。另有一套更受欢迎的电视节目，也显示一对夫妻在床上的镜头，就是1951年的《我爱露茜》。头一年的两集显示，露茜（露茜尔·波尔）和里奇（德西·阿内）两个出现在一张大床上。可是，当他们两个钻进床单之下，而且各自睡在分开的毯子下面的时候，很明显可以看出，是两张床拼到一处拍的，而且那两张床还是分开制作的。因此，从技术上讲，他们并不是躺在同一张床上。在后面的许多集里，也就是当小里奇出生的时候，这两张床被一个床头柜隔开了。哥伦比亚广播公司建议将两张床分开摆放，以使露茜和里奇过往的性史造成的影响降到最低水平。老天才知道，那个孩子到底如何怀上，观众到底是怎么想的！

说真的，无论那第一对夫妻到底是谁，也许正是有关成功家庭的那种流行形象，促成了我们今天无比渴望的夜间和谐之美好场景：一对夫妻每晚欢天喜地鱼贯上床，看上去疲劳尽消，第二天早晨又同样愉快地醒过来。假如我们不能跟电影和电视里面表演的那些人一样，与所爱的人幸福地相拥而眠，是否意味着哪里出了问题呢?

我想你已经在电视上看到了。而我，最早是在《家有仙妻》里看到的。那对幸福的伴侣相拥而眠，那也就等同于幸福婚姻了。

——苏泽特，40 岁，行政助理，已婚 17 年

电视和电影里面的夫妻，大多数都能一夜安睡，毫无纷扰。他们看上去并不会被伴侣烦醒，醒来的时候，个个都发型完美，面容姣好。也许，我这话说得有些笼统，可是，我家卧室里就不是这么回事。也许，是我这人自身有毛病吧？

——鲁鲁，42 岁，司法界专业人士，已婚 6 年

可是，无论我们喜欢不喜欢，每天都还得面对持续不断的社会变化，正如进化过程一直在各个层面持续着。传统的两性关系模式，其驱动力现在也面临更新的压力了。帕米拉 · 斯莫克是密歇根大学的社会学家，她说：“现在的夫妻，都在重写自己的脚本，婚姻生活到底怎么过，他们有新的看法。”不过，她也指出，当丈夫的，现在都不太情愿改变熟悉的模式了。“男人首先应当是处在主宰地位；其次，他们很好色，”她说，“当妻子的可能因为拥有自己的卧室而十分开心，以为是件十分浪漫的事情，这样

不是又回到浪漫的生活中去了吗？可以约会，可以了解对方的隐私。然而，当丈夫的可不这么看。作为一种社会模式，这样的事情有可能会越来越多。我认识的很多人都幻想与丈夫住在同一间公寓大楼里，但最好有自己单独的住处。下一步也可能就是这样的吧。”

> 我觉得，他想要我和他睡在同一张床上，完全是大男子主义导致的吧。结了婚就应该是这样子的，我们也应该这么做，这就是他的想法。
>
> ——凯依，66 岁，已婚 14 年

> 我认识一些男性，他们坚持认为妻子应当与他们睡在一起，因为他们才是老板，在两性关系中，他们说了算。在家里，他们觉得自己有权决定事情到底应当如何安排。
>
> ——梅特，47 岁，资深经理，已婚 20 年

在美国，统计数据证明，很多夫妻都选择晚上各睡各的，这已经成为一种新文化趋势。美国睡眠研究会 2001 年进行的一项调查发现，有 12% 的已婚夫妻分床睡觉，而到了 2005 年，这个比例已经增高到 23%。英国的研究也有了类似发现，2007 年进行的研究显示，约有三分之一的英国夫妻经常分床睡觉。2009 年，《纽约时报》

引述针对建筑工人和建筑师进行的一项调查，该调查结果预计，到2015年，约有六成的定制房屋将会有两个主卧。美国房屋建筑业协会的高帕尔·阿鲁瓦里亚注意到："这是市场驱动的一种需求，将继续发展下去。"

多年来发生的一连串社会运动，让女性有了更多的发言权，两性关系更加强调男女平等，考虑到这些文化转换的影响力，上述数据就不那么令人惊讶了。传统上，女性都是做家务的角色，她们的任务就是照顾好丈夫，但现在不一样了。最近几十年来，女性作为妻子的老一套把戏，包括在卧室里面的地位，再没有多少人信了。

> 由于我们两方面的事情都要做，因此，这事对我们并不是什么大麻烦。克里斯为孩子洗澡，打扫清洁，还拼命地工作，这些事我也做。我们有三个孩子，因此，晚上各去各的房间睡觉也没什么大不了的，算不得什么事。
>
> ——里茨，41岁，会计，已婚10年

从什么时候开始，夫妻睡在一起成为常规的？

看看我们祖先睡觉的习俗，可以发现夫妻每晚同床共枕并非一直都是常规，是现代人才弄成这样子的，而且并非一直那么“酷”。

文化和历史的影响，在确定现代社会行为的过程中一直都起着很大作用。在哪里睡觉，以及跟谁一起睡觉，就是这样的行为模式之一。克罗什告诉我们说：“研究人员发现，从史前时代的人类到欧洲以外的许多现代文化，都有或者一大家子人睡在一条坑上，也有各睡各床的习惯。”而两人同床共枕，只不过是一种“社会文化现象，一种时尚，也是一种生活方式”。

住在山洞里的人类祖先，多半是一堆人睡一起的，这样更安全。在很多部族当中，现在仍然是这样，因为必须要考虑到睡眠期间的安全问题（在世界各地的很多地方，被暴风雨惊醒的人，经常也会冲到家人床上去睡觉）。许多早期文明都采取一堆人睡一块儿的睡觉模式，因为这样更实用，也方便大家有时间彼此交流。为了解决种族存续的问题，集体睡眠的一个共有特征是，当一男一女为了生育而必须单独睡一处的时候，会找到一个隐蔽处。在古希腊和古埃及文明留存下来的文字当中，都可以发现这么一种做法。

床本身也在演变，并开始影响人们是否能够享受单独睡觉的乐趣。最开始，能否拥有自己单独的床铺和卧室，取决于一个人的财力与社会地位，在像英国这样的地方，这还取决于自己的城堡到底有多大。如果没钱，没有社会地位，也没有自己的城堡，那你就只能去集体宿舍那样的地方睡觉了，或者有幸能找到一张简陋的木板床，带脚轮的矮床，或者在主人主卧里面的板凳上睡觉，这种情形在中世纪是相当普遍的。我们看中世纪留下来的文字就会明白，那时候，集体睡觉是常有的事，只有夫妻需要生儿育女的时候才会单独找一个隐蔽处。

一直到 19 世纪末期，夫妻同床共枕才成为常态。工业革命后，家庭从乡村涌入城市，这种风潮使他们只能住在比先前在乡下小得多的房子里。所以，同床共枕起先只是夫妻行使婚权时的快乐行为，现在到了城里，晚上找地方睡觉就成了没有商谈余地的现实问题。可是，这并不意味着人人都喜欢每晚挤在一张床上睡觉。

尽管夫妻同床而眠是越来越普遍的做法，可也有一些人照旧各睡各床。这些人往往是社会中较为富裕的人群，他们坚守保持个人隐私的理念，觉得只有在自己的房间里睡觉才是得体的行为举止。

尼尔·斯坦利是英国领先的睡觉研究专家（也积极倡导分房睡觉），他说："夫妻同床而眠，只不过是一种文化习俗，并没有多少科学道理。上流社会的人从来都不这么做。分床睡觉是财富的象征，人人都奢望能够这样。"他说："维多利亚女王时期的人行事说话有分寸，认为同床睡觉是一件不可忍受的残忍之事。"

英国卡尼瓦尔电影公司最近拍了一部电视剧，名为《唐顿庄园》，背景是 1910 年至 1920 年的英国，里面有一集就有这样一个镜头：女庄主躺在床上，她的大女儿玛丽（二十出头，当时还住家里）坐在床边跟她谈话。庄主穿着睡袍进来了，准备上床睡觉。玛丽问父亲："老爸，烦劳您至少做个样子，假装您跟其他正常人一样分床睡觉好不好？"他回答说："为了庄重得体，我已经在套间里另备有一张床了，这已经很不错了。"

家的演变也持续不断，人们的住处越来越复杂，不同的区域分派了不同的用场，例如餐厅、起居室和卧室。更廉价的建筑材料和建筑方法，使西方发达社会的家庭和中上层社会都可以拥有更大的空间了。这样的话，假如人们喜欢，就有更多机会可以选择在自己喜欢的房间睡觉了。可是，文化的、社会的和社会经济的因素，仍然制约着人们是否能够每晚都能拥有自己的床、自己的房，个人喜好和现实生活毕竟有差别。

无论在哪种文化与文明里，千古不变的一条法则是，掌握多少资源（财产与金钱）的现实，决定了你能够享受的空间大小。在我们自己家里，或者晚上能够将疲劳的头部安顿下来的任何地方，财大气粗，就意味着我们会有更大的空间、更多的选择。正是这个原因，手头紧的差旅人士总是去住八人间的简陋招待所，而富有的人就住总统套间。

一方面，我们睡觉的地方在发生着可见的变化，另一方面，社会变化使得床的概念从安全和欢娱场所演变成两性关系中的私密空间。20 世纪中期以来，道德与经济两方面的更大自由度，对我们夜间的行为也在产生很大影响。50、60和70年代，道德标准发生了很大变化，一些伴侣住在一起却并不结婚，照样享受婚姻的一切便利，这当然也包括同床共枕。

就这样，发展到了我们今天这个样子，夫妻同床被认作“很酷的事情”。可是，历史也告诉我们，这并不是唯一可接受的睡眠方式，也许不是更值得期盼的方式。看来并没有任何证据证明，夫妻每晚同床而眠就一定是设定好的进化路径。我倒情愿认为，这条证据要证明的东西实则相反：它只不过说明这样做对自己有用，也符合自己的文化及社会经济条件。事实上，我倒希望，随着社会不断进步，更大的自由会让我们可以选择每晚去哪里睡，根本不用理会别人会怎么嘲笑。如果我们在愿意的时候可以自由地决定同床而眠，为何不能同样自由地决定分房而睡呢？

文化对照

在现代西方社会之外，有许多文化都对“谁在哪里与谁睡在哪张床上”这样的问题赋予不同的意义与重要性。尽管已经有大量研究丰富了睡眠科学，可是，对于睡眠行为模式的人类学深入研究仍然缺乏。下面的信息，可以提供某些依据，让我们明白，并非所有文化都同样看待“同床共枕”。

非洲、亚洲与南美文化，都以相当实用主义的观点看待睡觉的事情，其中一些文化至今还是采取集体睡眠而非各睡各房的办法。每个人、每个家庭、每个社会团体或“部族”如何看待睡觉的事情，依据的是当地习俗和祖辈传下来的做法，而非依照更广泛的社会规范。

> 我们是夫妻，因此，在哪里睡的确不是什么大不了的事情。孩子总是跟我们一起睡，或者都在同一个房间睡，或者睡床上，或者睡地板上。在我们家，有意大利传统、马来传统，还有本族人传统，家里人睡在屋子各处，我们家向来都是如此，这也是我们的“生活之道”。我们家几代人都是如此。我女儿已经有了她自己的孩子了，她家里也是这么回事。她丈夫是太平洋岛民，在他们家，谁睡在哪里都是随便的事情，就是那种“集体睡觉”的方式吧。
>
> ——戴安娜，52 岁，教育界人士，已婚 30 年

日本有非常独特的文化，夫妻都睡各自的房间。杰依·德威维迪是日本文化评论员，他报告说，一旦生下孩子后，约有七成的夫妻不再睡一起了。有孩子之前，约有 25% 的夫妻也不在一张床上睡。日本流行的《文春周刊》报道说，哪怕还在性欲旺盛的年龄，20 多岁的夫妻也都情愿在单独的卧室里睡觉。

在中国北京，结婚之后夫妻并不住在一起的情况越来越普遍。

北京大学妇女研究中心的主任郭建梅是这样解释的："走婚制反映了中国社会的迅猛变化。"这种做法是这样的：假如两个人想在一起待几天，丈夫就"上门"到女家去，但是，并不是天天在一起过家庭生活，也不存在财产共有的事情。

沙特阿拉伯也有类似的做法，称为"多边婚姻"，丈夫与妻子并不住在一起，但会定期会面尽夫妻义务。

对照而言，多夫多妻制流行的南苏丹，有一个部族却立有一条规矩，意思是说，丈夫与妻子必须睡在同一张床上。假如夫妻不睡在一张床上，那就是婚姻不幸的标志，也可以解释为不想性交。在那个男性主导的部族里，妇女如果拒绝与丈夫同床，会引起长辈或家庭成员插手干预，协同解决"问题"。当然，哺乳期、孕期、经期或重病期间则不在此限。可是，无论是哪种原因，这个部族的人还是认为，分床睡觉会削弱两性关系。

> 妻子若不跟丈夫同房，这婚姻八成出了什么问题。这里的规矩是，男人和妻子应当睡一起。如果女人不跟男人睡，这问题就得拿到部族长老那里去解决。如果我妻子拒绝跟我睡一张床，或者不愿跟我行男女之事，那我觉得她是在惩罚我。这会导致夫妻离婚的。
>
> ——阿贝迪，38岁，苏丹的一位小学老师，已婚3年

宗教与婚床

对于睡同一张床还是分开睡，宗教并没有产生直接影响，但是，克罗什指出，男女睡在一起，并不总是符合教会的道德教条。在中世纪，历史学家艾因哈德（约公元 830 年）曾告诫说，婚床是为男女提供共同住处的地方，这对男女必须是因为爱而睡在一起的，而且只是为了生育才共睡一床的。

在正统犹太教教徒中，因为保持经期洁净的律法，已婚夫妻都有两张睡床。在每次行经周期的至少 12 天内，犹太律法禁止夫妻近身。为避开这些律法规定，夫妇经常在卧室里放上两张床，根据需要合在一处，或者分开摆放。

有些宗教在涉及妇女在婚姻中的地位的事情上十分古板，认为妇女应当顺从丈夫。这种态度可以防止，至少可以限制妇女贸然采取单独睡觉的措施，或者可以对妇女施加巨大的社会压力，让她“逆来顺受，接受命运的安排”。可以合理地假定，假如一门宗教允许夫妻一方控制另一方，那它就能对睡觉的安排产生影响，如果处于控制地位的一方认为同床共枕是双方的共同愿望的话。可是，看来并没有哪一门宗教认为夫妻在所有时候都必须同床共枕的。

基督徒的心理定式，会影响对婚姻的看法。由于已经在基督面前起誓，因此，人们常常会觉得，女人是属于男人的，她们在内心里和在世界观上都是这样想的。说“这就是你睡觉的合适地方”听上去有点横强霸道，可是，当我听到一些妇女抱怨总是睡不好觉的时候，我的感觉是，妇女已经就这样的安排默认了，因此很难质疑或者改变这件事情。我觉得，他们的契约是情绪化的、带有性欲色彩的，有经济上的考虑，也有宗教的原因。我觉得，质疑这样的事情会把事情闹大，因为这表明，对于夫妻双方来说，这事说明两个人缺乏一致的意见，或者缺乏交流，或者有人不明白这家谁说了算。

——尼尔，46 岁，人事部门经理，已婚 19 年

和睦相处

分床睡觉是个禁忌话题，可是，也有很多名人对这种睡觉方法保持开放态度，而且带头揭穿涉及此事的种种谬误。

英国女王和菲利普亲王就是分床睡觉最知名的夫妻。就连在英国皇家游艇上，他们也都有各自的船舱。他们结婚 64 年，表明他们的婚姻是成功的，这场婚姻的长度就足以说明问题。结婚之后，他们于 1949 年搬进了克拉伦斯王府，各自有自己的房间，房间相通，彼此邻近。王后的表妹帕米拉·蒙贝顿解释说：“人们睡觉都不想被鼾声吵醒，也不想有人撂一条腿过来压你身上。心情

好的时候，可以去同一个房间。能够有所选择，真是太好不过的一件事情。”

并不是说，只有豪门贵族才能分房睡觉。一些流行网站报道说，凯蒂·赫尔姆斯和汤姆·克鲁斯结婚之后也不在一张床上睡觉，因为克鲁斯鼾声很响。很明显，哪怕凯文·琼纳斯 2009 年 12 月结婚时才刚 23 岁，不太容易把持得住自己，与他妻子丹妮埃拉·德丽萨分床睡觉也是因为他爱打鼾。司哥特·迪西克和库内·卡达西恩出现在某一集《真人秀：金和考特妮的纽约行》中的时候，也是各自睡觉的。《E！影视在线》在剧中报道说，这对夫妻各睡各床。迪西克解释说："只不过是想把分床睡觉的道理讲清楚。我睡觉睡不踏实，如果儿子梅森在床上的话，我根本就睡不着！"

美国时装设计师戴安娜·弗森伯格是另一个例子，她与丈夫关系很好，但两个人却分床睡觉。她就睡在她位于纽约的时装店的楼上，而丈夫却住在卡莱尔酒店里。她对《城市与乡村》杂志说，这是因为“他很尊重我”。

还有一些夫妻不仅分床睡，而且还发展到各自在不同的房子里睡觉。米娅·法罗和伍迪·艾伦住在不同的公寓里，中间隔着纽约的中央公园，多年来都是如此。人们可以因此争论，隔着这么远的距离，一定会对后来发生的一些事情产生影响，而后来发生的事情真的让他们的婚姻解体了。这事，我们可能永远也说不清楚。

还有一对似乎更成功的夫妻，他们有两个孩子，但住在不同房子里，这就是迪姆·伯顿和海伦娜·波恩海姆·卡特。他们得跟孩子一起看电视，得跟孩子们玩上一会儿，可是，海伦娜并不需要陪着迪姆失眠，海伦娜如果叽叽喳喳的话太多，他也可以关上门。这个办法行之有效，她也承认："对此，我无话可说，全都是好的。"

布莱恩·泰勒写过一篇文章，讨论睡觉是不是值得进行社会学思考的一项活动。他的意思是说，我们不要再谈"睡着"的事情，而是要说"安排睡觉"的事情。这么说的理由在于，他提议创立一门"休眠学问"，从而使睡觉的问题真正成为一门社会学的学科。我感觉，泰勒似乎低估了已经在世界各地的夫妻和家庭成员之间进行的大量谈话，这些谈话说的都是如何安排好睡觉的事情。

问题在于，这些谈话都不是在公共场所进行的，而是在世界各地在两人共同的卧室里进行的。这方面的科学研究，一直专注于单个的人每晚如何入睡的问题，可是，在世界各地的其他卧室里，每晚也都在进行夫妻同床共枕的社会学实验。人们每天都在抱怨："能不能停下来，我都无法入睡了。"长期以来，这句话已经成为我们常用语言的一部分，而且一时半会儿还不会消失。

停下来思考一下……

你知道自己的父母、爷爷奶奶、老朋友或亲戚如何安排睡觉的事情吗？如果知道，是怎样的一种安排？

你知道哪些亲朋好友的睡眠安排与夫妻同床共枕的习俗不一样吗？如果知道，怎么不一样？

在某些社会条件下，你对谁应当跟谁睡觉有什么事先就有的想法吗？是否跟别人谈过这些想法，或者因为某些人的睡觉选择而做出过自己的判断？

是否认识某一种人，他们的睡眠安排完全是为了顺应社会习俗或宗教规定？

你或你的伴侣是否受到过宗教影响，导致你接受和采纳了目前的睡眠安排？如果有，都有哪些影响？

你跟别人谈到过跟睡觉相关的事情吗？在你的朋友圈中，是否经常谈及这些话题？

第二章

好睡眠人人都需要

假如你跟人同床共枕十年后，不知道为什么自己看上去比实际年龄老了很多，睡眠不足可能就是原因。生物力学对坚持锻炼的人很重要，节食的人必须了解食物科学，同样，睡眠科学对讨论同床共枕也很重要。

人跟人的睡眠生理有很大不同。影响人体管控睡眠方式的那些因素，都跟我们的DNA相关，因此必然没有商讨的余地。为人夫妇，我们都明白，两个人不可能都喜欢同样的食物，不可能同时进行同样的身体锻炼，不可能拥有完全相同的宗教信仰，也不可能对电视节目有同样的兴趣。既然如此，那我们为什么认为两个人的睡觉需求就一定是一样的呢？或者说，当我们着手寻找一个伴侣的时候，是否当真考虑过睡觉的事情？

思考梦中伴侣时，谁会把睡眠行为也包括在“必须有”的单子中呢？我知道，我的单子上从来就没有列举这项内容。我从来都没有想过：“他身高至少必须得有6英尺，必须长得帅气，必须有黑头发，喜欢户外运动，每晚至少还必须睡上7个小时，必须在晚间9点至10点之间上床睡觉。”同样，在速配会上，或者在酒吧及夜总会里，人们总不会突然向对方发问：“你的生理节奏如何？褪黑激素周期如何？”我想这些都不是初遇时的适宜话题。

问题在于，两性关系迅猛发展的时候，是否共床最初是较为次要的事情。异性相吸的化学作用，会使我们在追求对方时头晕眼花，乐不可支，这会使我们忽略掉日常生活中的具体琐事，专注于新的浪漫关系中更有趣的活动。但是，再浪漫的两性关系，最终还是会落实在每日每时的具体生活中去。人生总有每天如此的常轨，总有不可避免的单调，两性关系最终还是要面对这些大大小小的生活挑战。两个人一旦开始每晚都直奔卧室准备睡觉，而不是像当初那样互相拉扯衣物满足不可抑制的激情需求，这种夜间人类活动更冷峻严酷的一面就会露出它的面目来。

本书专注于帮助那些有着不同睡眠需求的夫妻保持良好的两性关系，但是，比较麻烦的现实问题是，假如没有足够的睡眠，作为个人，我们最终都会精疲力竭。我们每天都得睡好觉，这样才有旺盛的精力、足够高的激情和强大的体力去应付日常生活。假如你不幸处于每晚都无法安睡的窘境，无论是哪种原因，你面对的不仅仅是自己受不了，而且两个人的关系也会崩溃。

我自己缺乏足够的睡眠，而这对我造成身心多方面的影响，导致我对睡眠活动进行认真思考，我承认，这样的思考有时候会陷于这份执着的境地。因为得不到足够的睡眠，我就转向睡眠研究，希望能够明白人为什么会精疲力竭，情绪不振。看了睡眠不足方面的一些资料后，我记得自己产生了一种强烈的轻松感，明白自己当时经历的那些症状，包括易怒、没力气、注意力无法集中等，既不是什么惊天怪事，当然也不是没有原因的。

为何把睡觉的事情弄得这么复杂?

毫无疑问，也不用质疑，人都需要睡觉，可是，为什么需要睡觉，几个世纪以来却难倒了许多科学家。有记录的最早的睡眠理论，据说是公元前5世纪的古希腊哲学家和医生阿尔克迈翁的论述。他最早论述了在熟睡人体中的血液流动情况。

科学界承认，尽管已经花了很多时间进行研究，但目前对于人为什么需要睡觉还没有确定的解释。不过，已经理解和知晓的是，睡眠是一个同化过程，或称构建过程，会给人体带来一系列益处。

睡眠的益处

睡眠对人体有多重益处，包括：

1. 保存体能，并恢复在整天的活动中消耗掉的体能。

2. 提供人体完成大部分修复工作所需的时间，肌肉组织会得到重建和恢复。

3. 给生长激素提供分泌的时间，因为生长激素在儿童成长过程中相当重要，对成年人重构组织也很重要。

4. 修复精神能量；人整天在思考，在创造与利用能量库，而睡眠会补充这些能量库。

5. 为大脑结构和组织变化提供检修时间，这种现象称为大脑可塑性。

6. 刺激胶原生产，强化皮肤保水功能，这是使人的皮肤尽量接近实际年龄的关键。

7. 让大脑重演日间发生的事件，从而增强记忆力和学习能力。

8. 修复并增强免疫力。

睡眠的这些益处，本身就足以说明每晚得睡 8 个小时。尽管人为什么必须睡觉现在也没有最终答案，但是，对于人睡眠不足而出现的问题，睡眠研究人员之间却不存在争议。

睡眠不足会对人体功能的正常发挥产生严重影响。无数研究显示，睡眠缺乏会导致人体功能受损。2006 年，“睡眠障碍国际分类标准 II”列举了百余种不同的睡眠障碍，因此，睡眠不足会导致什么问题，现在已经有了大量信息。大多数国家现在都有了睡眠研究机构，专门研究到了睡觉的时间，人应当和不应当做哪些事情，大量的睡眠研究已经发现太多、不足或不正常的睡眠模式会产生什么后果。

我特别有兴趣的是这样一项得到反复确认的睡眠研究结果：睡眠和我们生活当中其他的许多活动一样，男女之间存在差异。我本人十分小心，尽量不在本书中把男人描绘成妨碍睡眠的恶棍，可是，睡眠研究的结果却不领情，很不利于男性。克罗什报告说，尽管男女之间在实际的睡眠过程中并不存在生理上的重大差异，可是，2007年却有一篇研究文章，标题是《人类成对睡觉与单独睡觉反应中的性别差异》。文章说，男女同床睡觉的时候，更容易找到可辨别出来的男性对女性的影响。

该项研究的内容是：与伴侣一起睡觉时对男女两性产生的实际影响和各自感受到的影响。该研究文章的作者迪塔米发现："总之，我们的研究结果指明，男女共床时，女性受到的影响大于男性。"至于感受到的影响，他的结论是："睡觉时，女性从心理上喜欢男性在场，尽管这样做的代价是少睡几分钟甚至几小时。"在"吵醒对方"的事情上，男性行为比女性更为明显。这一点我们将在第三章详细说明。

过去五年来，我与许多夫妻进行过讨论，这些讨论都支持上面的科学发现，可是，当然不能作为排他性的结果来确认，这一点，大家在本书各处都会看得明白。我们大家都明白，性别之间存在很多生理差异。只要留心，我们就会注意到这些差异，并且能想办法加以解决，性别差异当中的很多事情都是如此。

像睡眠模式、环境需求和室温等问题，一直都是男女性别之差中的重中之重，致使"性别之争"无穷无尽。比如，经常说到的一个性别之差在于一个睡不太好，一个睡得很踏实。克罗什解释说，由于生物学的、文化的和社会条件上的差异，女性天生就更多地需要对环境施加控制，而睡眠环境是入睡和保持睡着状态的重要因素，因为女性对于可能吵醒她们的任何刺激更加敏感。

对照而言，男性对于这样的刺激能够回避或忽视，因而头落枕头便可酣然入睡。

2012年，中央昆士兰大学艾波顿研究院进行了一项研究，称为《西利睡眠普查报告》，一共调查了13000人，结果发现，男性比女性入睡的时间平均快11分钟，而且入睡后大多不会被吵醒。

> 暴风雨、宠物、电话、邻居……这些都不会吵醒丈夫。我倒真想像他那样头落枕头几秒便睡着了。可是，说老实话，我觉得假如我把别的男人拖上床来，他也不会注意到的。
>
> ——露露，42岁，法律界职业人士，已婚6年

> 孩子们若半夜醒来想要什么东西，我已经不指望他会醒了。我真是惊异于自己的能力，房子对面很远地方传来的细小声音我都能听到。也许我已经养成了超强能力。不过，我觉得自己不可能因为这能力而出名。
>
> ——玛利亚，38岁，数据分析师，已婚8年

> 我觉得自己不太可能回到最初一起睡觉的日子了，哪怕现在孩子都已经长大。我以为有了孩子以后，自己的睡眠习惯会完全改变，因为一天到晚都支着耳朵倾听孩子那

边发出的声音。我想从现在开始，我得想办法每周自己单独睡几个晚上了。

——玛莉，30岁，健康事业界人士，已婚3年

为了进一步支持性别差异对许多夫妻来说是一个大问题的结论，也为了支持2007年就睡眠的性别差异进行的一项调查，美国睡眠研究会在2010年进行的一项研究发现，在他们调查过的女性当中，有一大半年龄在18到64岁之间；这些女性说，因为共床，她们每周只有几个晚上睡得踏实。在这些人当中，43%的人相信，因为缺乏睡眠，第二天的活动都会受到影响。

由于丈夫打鼾，又好动，我有两年多都没睡好觉，之后，我什么事情都干不了了。我每天都暴躁如雷，对谁都这样，感觉好像自己就要散架了。然后开始长胖，上班路上浑身不舒服，连生活当中正常的压力也无法扛住了。判断能力也大为受损，到了过度敏感的程度，觉得自己再也无法睡着了。

——路易丝，48岁，教师，已婚7年

脾气暴躁，动不动就生气，犹豫不决，发无名火……听上去像两岁的孩子，是吧？可这就是我在特定日子里的

情况。我已经是28岁的女人，应当知道怎么说话做事了。可是，事情真的超过我的控制能力了。如果睡不好，我就是这种情况，昏昏沉沉的，无法集中精力，很容易上火，有时候还发抖。每天就好像喝醉酒。我清楚地记得，有一天，我实在累得不行了，还得准备去上班。突然间我觉得不对劲，腋窝里有一种烧灼感，结果发现，我喷的不是除臭剂，而是发胶！

——艾米莉，28岁，国际航班上的空姐，已婚1年

丈夫最近跟我谈了一次话，说两个人感觉不那么亲密了。他提的问题让我觉得奇怪，可是，然后他说，上星期我上床睡觉时，他想抱抱我，结果我让他滚开。我一点也不知道自己当时说了那样的话。我只是累得不行。我感觉十分糟糕，因为我上床后最想要的就是他来抱抱我。

——夏洛特，24岁，教师，已婚1年

对于男女两性来说，只要有一个晚上睡不好，就会使人很难集中精力，注意周期也大为缩短。持续睡不好的话，控制语言、记忆、计划与时间感的大脑部位会受到严重影响，差不多会停摆。事实上，1997年澳大利亚的一项研究发现，如果持续17小时保持清醒，就会使人的行动能力大幅下降，相当于血液中的酒精含量达到

0.05% 的时候的行为能力。这个酒精量相当于喝了两杯葡萄酒，超过了很多国家规定的酒后驾驶限量。

研究还显示，缺乏睡眠的人经常无法集中精神应对快速变化的情形，因而无法做出理性判断。在现实生活情景中，这样带来的后果是相当严重的，而且睡眠不足据说还是许多灾难事件的起因，比如埃克森公司的漏油事件、切尔诺贝利和三里岛核电站焚毁事件以及“挑战者”号航天飞机爆炸事件。

因睡眠缺乏而导致的灾难还不限于大规模灾害。鲍勃·艾利斯是一位澳大利亚作家、记者、电影制片人和政治评论家，他曾注意到很多威胁并终结了政治生涯的决定和行动，他认为，这些决定和行动大多是因为经常坐飞机而睡眠不足引起的。他列举了前澳大利亚总理朱莉娅·吉拉德 2010 年在日内瓦说的一句假话，当时她着重地说，外交政策“不是她热心的事情”。还有反对党党首托尼·阿博特，他同时期在阿富汗也说了一句错话。当被问及有士兵执行任务时去世他有何想法时，他回答说：“一大堆烂事。”这两句错话都使他们在政党选举中处于不利地位，造成了公共关系上的大灾难，结果只好让媒体工作人员去替他们擦屁股。

尽管我们大多数人并不从事国家领导人这样的工作，可是，我相信，很多时候，我们都会觉得自己在工作上言行失当，或者在人际关系中处理得一团糟，这些都跟睡眠不足相关。

我妻子快生孩子了，晚上睡不好。她在床上翻来覆去，接连两个星期，我们两个都无法睡得安稳。当时，我负责学校高年级学生的数据录入工作。有一次，英语系的主任向我要一份副本，就是要他那个年级的英语课的成绩，看看哪些学生避免了一场灾难。录入数据的时候，我漏掉了成绩单顶上的一个名字，结果所有成绩全都弄错了。我当时累得不行，录到最后的时候才发现整个弄错行了。当时我的错误有可能极大影响那些学生们未来的生活，而我却根本没有意识到。

——沃伦，52岁，副校长

睡眠不足的危害

睡眠不足将导致：

1. 疲劳，乏力，提不起精神。
2. 情绪低落，易怒。
3. 创造力和解决问题的能力下降。
4. 无法应对压力。
5. 高血压。
6. 免疫力下降。
7. 精神集中能力下降。

8. 长胖。

9. 未老先衰。

10. 肥胖症风险增大。

11. 运动技能受损，车祸风险增大。

12. 无法做出决定。

13. 糖尿病风险增大。

14. 心脏病风险增大。

15. 记忆力受损。

16. 可能出现阵发性睡眠麻痹症，通常还伴有幻觉。

17. 精神僵化可能大增，也就是专注于一件事情而无法转移注意力。

18. 抑郁症风险增大。

单说长胖这件事吧。1984 年进行的一项睡眠研究显示，每晚平均只睡 6 小时的人，长胖的可能性比每晚睡 7 到 9 小时的人高出 27%，而每晚平均只睡 5 小时的人，他们长胖的风险高出 73%。这主要是由于促进饥饿感的激素失衡造成的，尤其是单糖和碳水化合物的失衡，从而造成人体代谢能力下降。

我跟丈夫分床而睡之后，我的睡眠质量好多了。我每周有三个早晨可以在5点30分起床，然后进行一个小时的锻炼。在分床睡之前，每天早晨我都觉得精力不足，现在我感觉休息得很好，体重也下降了不少。

——安妮，44岁，资深经理人，已婚20年

悉尼伍尔柯克医学研究院2012年的一项研究发现，在深度睡眠中，代谢旺盛的激素，比如生长激素，就会分泌出来；而无法进入深度睡眠的人，比如患有呼吸中断症的人，就无法得到这种生长激素，这就会导致肥胖症和糖尿病风险增高。

你需要多少时间睡眠

我们知道需要睡眠，还知道睡眠不足会发生什么，还得需要明白每个人到底需要多少睡眠时间。一般的看法是，人都需要每晚睡上8小时（我们从小就天天听人这样说了），可是，并不存在什么魔法数字。人在出生时继承下来的很多特征，这人跟那人就不一样，同样，需要多少睡眠时间才能保障最高效的行动水平，也取决于每个人的具体情况，哪怕是在类似的年龄、同样的性别或相同文化背景中。有趣的是，有些文化认为睡眠是浪费时间，而称那些睡得很少却能保持身体功能的人为勤奋刻苦和意志力坚强的人。

克罗什谈到中国、日本和欧洲历史书中记载的情况，书中大都称赞政治与宗教精英的美德，他们每天只需要睡很短的时间。上帝“不打盹，也不睡觉”，同样，每晚只睡很短时间的人却也能统治和领导人民，这样看来，每晚要睡 8 个小时的人就属于懦弱无用者了。

有很多历史人物和名人都因为每晚只需要很少的睡眠而知名，对于我们这些不知名的百姓来说，他们的这个特征令人敬佩无比。一个人那么聪明，那么能干，那么机智，又那么有灵感，每天晚上怎么可能只睡不到 6 个小时呢？答案在于，跟超级模特一样，他们都由特别的基因构成。

睡觉名人榜

杰弗逊，2 小时

特斯拉，2—3 小时

富兰克林，2—4 小时

牛顿爵士，3—4 小时

南丁格尔，4 小时

米开朗基罗，4 小时

拿破仑，4 小时

爱迪生，4 小时

杰·雷诺，4 小时

麦当娜，4 小时

萨切尔，4 小时

斯图亚特，4 小时

丘吉尔，5 小时

克林顿，5—6 小时

这些人，当然还有无数其他的人，每晚只需要睡极短的几个小时就能保持正常的身体功能，而我们大多数人却往往需要睡得长一些。假如你每天需要睡上 8 小时，而又不知道为什么自己没有因此成为超级英雄，而那些人睡很短时间却能做到，不必这样为难自己了。加州大学的研究人员发现，有些人具备特别的基因，他们只睡几小时就能保持身体的正常功能。可是，这种基因比较少，不到总人口的 3%。对于我们这些属于另外 97% 的人群来说，每晚都得睡 6 小时以上。因此，我们还是认命吧。

假如因为每晚得睡 4 小时以上就感觉自己事事不如人，那我们最好振作起来。你可知道，据说，爱因斯坦每晚得睡 10 小时以上才称得上睡好了，才有精力去解决那些麻烦的科学问题。

研究睡眠的科学家一致认为，大多数健康成人每天都需要 7 至 9 小时的睡眠。阿德莱德大学睡眠研究实验室的尼尔・斯坦雷提出了一个不同建议，认为这个范围可根据各个需要而延展为每天 3 至 11 小时。另外一种看法是由弗吉尼亚高等专科学校的历史学家罗杰·艾里克和精神病治疗师托马斯·威尔提出来的，他们认为，对于人类来说，自然的睡眠模式为每晚两大块睡眠，中间可以醒一会儿，这称为分段睡眠。我们当中有很多人会在凌晨比较早的时候醒过来，看一会儿书，或者看一会儿电视，然后再睡三到四小时，这些人可能比较赞同这说法。

年龄也会影响我们每天所需的睡眠时间。新生儿每天需要睡多达 18 小时。这个数字会随我们年龄增大而减小。哈佛医学院睡眠医学系的研究报道说，人的年龄增大后，比如 60 岁、70 岁或 80 岁以后，睡眠的深度也会变浅。很常见的情形是，睡眠环境中的任何一种噪音，更容易吵醒老年人，因为他们不像年轻人那样容易进入深度睡眠。

美国国家卫生研究院指出，要想知道是否满足了自己的睡眠要求，最好的办法是评估一下自己白天的感觉如何。睡好了，人会觉得精力充沛，整天都是清醒的，从早晨起床一直到正常睡觉时间都是如此。这听上去相当有道理，不是吗?

假如这办法不足以把是否睡好的问题弄清楚，那我们就得想出自己的独特办法，看看自己的生物钟如何。

我们每个人体内都有一口钟，掌管一天 24 小时什么时候醒来、什么时候睡觉的周期，这口钟被称为生物钟，或称生理节奏。这个周期是由大脑操控程序调节的，操控程序针对我们保持清醒的时间长度和光线的明暗变化做出反馈。有些人喜欢早睡，或者必须早睡，但他们起得也早。这些人一般被称为“早间百灵鸟”。再就是像我们这样的“夜猫子”，每天熬得很晚才睡，然后赖在床上不肯起来，希望多睡一会儿积蓄精力。“早间百灵鸟”和“夜猫子”都不愿栖在同一根睡眠树枝上。

决定一个人是“早间百灵鸟”还是“夜猫子”的因素，与调控其他人体功能周期的系统是一样的。我们内在的生物钟就贮存于大脑中，并调节像食欲、激素释放和代谢及睡眠周期等人体功能定时机制。

在睡眠周期中，一个重要的方面就是褪黑色素的分泌，这种激素让人产生睡意。太阳落下去，天黑以后，松果腺就“打开了”，并开始主动释放褪黑色素。一般而言，这个过程会在晚间 9 至 10 点之间开始，血液中的褪黑色素水平上升，会导致人开始感觉不那么警醒。但是，这个过程在每个人的身上并不是同时开始的，因此，不同的人会在不同时段感受到睡意。

有了睡意，人就越奔床上去，大家都会进入重复性的睡眠周期。在睡眠周期中，一共有五个阶段，每个周期都能持续约 90 分钟。其中四个阶段为非眼球快速转动阶段，一个阶段为眼球快速转动阶段，此时，我们大部分的活跃梦境会出现，眼球会转动起来，因此才有了这么个名称。

得到良好的睡眠，并不只是在床上睡多久的事情。关键是人在每个睡眠阶段能够停留多长时间。正常成年人约有一半的睡眠时间处在轻度睡眠中，约 20% 处在眼球快速转动阶段，另外 30% 处在剩余的各个阶段，包括深度睡眠，也称为慢波睡眠。

睡眠周期的各个阶段都会为人提供益处，而深度睡眠和眼球快速转动睡眠却特别重要。晚上睡觉断断续续的人，醒来的时候会感觉自已似乎根本就没有睡着，哪怕实际已经睡了好几个小时。如果不能到达睡眠的各个阶段，人体可能就得不到睡眠提供的恢复性的益处，而这些益处是人体重振精神和重获能量所必需的。如果夫妻同床，则是容易产生麻烦的一个重要方面。晚间睡觉时，一方或双方都可能吵醒对方，因而打断对方的睡眠周期。

研究发现，晚上若要睡好，需要四到五个睡眠周期，这也就是人们建议晚上睡 8 个小时（准确说是 7 个半小时）的原因。假如我们觉得分段睡眠的学说是正确的，那么，我们每晚需要两个 4 小时的睡眠周期。

我就是这样的！

说了半天，上述这些信息有没有哪些正好符合你的情况的？你有过健忘，因此而担心会过早发生老年痴呆症的时候吗？而这些都是睡眠缺乏导致的。当你很愉快地捧着一本书读到深夜，让对方苦不堪言，甚为恼怒，而你早晨又不能及时起来弄好孩子的事情时，会发现对方还以颜色，或者你自己错过了与朋友约好的六点半的早餐，此时你明白是怎么回事了吧？

我们都很容易接受这样的事实：我们的另一半并不一定跟自己一样喜欢腌青鱼或掷飞盘。可是，我们却不太容易接受另一项事实：我们的配偶可能跟我们的睡眠习惯不一样。更糟糕的是，由于我们的睡眠习惯不好，这个配偶很可能想找地方单独睡觉。这个差别很多人根本就不想考虑，更不用提因此商讨了，可是，这也是人生的现实，需要我们认真把握。

2011 年，由美国国家卫生研究院支持并通过全美心脏、肺及血液研究院实施的一项研究，突出报告了睡眠以及睡眠缺失对人际影响的重要性。该项研究得出了很多成果，其中包括夫妻互动的质量，会受到妻子夜间无法入睡的影响，但不会受到丈夫的睡眠问题的影响。美国睡眠医学研究院 2009 年进行的一项研究发现了类似结果，即就日常情形来说，夫妻关系的质量会影响睡眠，而他们的睡眠又会影响到两性关系的正常发展。

2012 年，《澳大利亚周末报》报道了 1991 年由杰弗里·拉尔森进行的一项研究的结果。拉尔森是犹他州普洛沃市杨百翰大学的婚姻及家庭关系修复师。该项研究针对 150 对夫妻进行，发现生物钟不配套的夫妻每周平均争吵 2.13 次，对照而言，其他夫妻的争吵次数只有 1.6 次，而且生物钟不配套的夫妻共同参与活动的时间也少得多，他们性交的次数也少些。拉尔森推荐说，生物周期和睡眠周期不一样的那些夫妻，双方都需要接受这样的事实：人体生物钟是天生的，大多数人都无法自行调节，即使能够调节，最多也不会超过一个小时。

性别之间的差异会影响睡眠需求与睡眠行为，这方面已经有许多研究资料和成果了。但是，由于我们每个人都只是一个个体，因此，性别还不只是睡眠紊乱的唯一原因。就算在同性恋夫妻中，他们也会经历类似的事情，因为一方的睡眠模式不同，或者有其他独特癖好，睡觉也有被吵醒的时候。我们要明白的要点是，作为人类，我们每个人的睡眠都不太一样。男人跟女人有许多方面都不一样，睡觉的方式不同，只是众多生活差异之一。克罗什写过一本书叫《同床要睡好》，大家有兴趣不妨去看看。这本书详细说明性别之差如何影响睡眠。

说到底，大多数睡眠专家要表达的意思是，在睡觉的事情上，我们得接受人跟人天生不同的事实，要找到最好的办法让自己睡好觉，这样才能保持身体健康。假如自己想睡，为了与对方一同睡觉又故意拖延两个小时才睡，这实际对两个人都不利。事实上，这样做的话，时间长了，多半会对两性关系产生负面影响。

必须要考虑的最后一项要求是，我们都在现代社会里工作。你有没有想过，是否可以跟老板说一下，要求晚一两个小时再上班？我知道自己就曾这样想过。假如一觉睡到自然醒的话，我通常会在早晨 7 点 30 到 8 点醒来。可现实生活是，最晚 7 点 30 分，我就必须坐在公共汽车上了，这样才能准点赶到上班地点。因此，每天早晨这个时候，往往就是我生活中的闹钟。这是许多人都面临的麻烦。西方人的工作习惯要求大多数人每天都必须在 8 点或 9 点上班。朝九晚五的工作日要求，使得人人都无法享受到真正的眼球快速转动型的睡眠，仅只是为了满足工作要求，这是多莉·帕顿说的原话。因为路上还得有上下班的搭车时间，而城市交通又总是慢得惊人。可是，对于许多行业来说，如果让员工有所选择，可以在符合他们生物周期的时间框架内上下班，很可能是不切实际的，或者在经济上不划算。

再就是那些倒班的人。还有那些飞来飞去的人，还有一些只能在晚上上班的人。再就是世界各地医院里的医生与护士。另外还有一些特别行业和特别工种的人，比如让航空业保持正常运转的人，他们工作的时段更是不规则到了难以想象的程度。经济发展使各式各样的需求对我们形成生理压力，包括需要我们安排好自己的睡眠，这样才能保持整个白天或晚上能够正常地发挥身体功能。许多公司现在都弄成全球化公司了，这给许多人的工作都带来了额外的麻烦，他们必须监测不同时区的市场并保持实时互动，还必须与工作和睡眠时间正好相反的那些同事及时沟通。这是一个重要的原因，说明为什么全世界各地越来越多的人开始抱怨电脑，抱怨手机，因为手机已经成为床上的“第三者”了，这一点我将在接下来的一章里专门说到。

很多有智能手机的人也很想知道自己的睡眠周期，现在已经有了很多应用程序可以监测睡眠模式。这消息本身当然很有趣，可是，对于醒来时感觉像醉酒一样东倒西歪，觉得根本都没有睡过觉似的人来说，比如“睡眠周期”这样的应用程序就能告诉你，醒来的时候，自己正处于什么睡眠周期。这样的应用程序还可以给你一份记录，表明整个晚上都经历了哪些睡眠周期，每个周期里各睡了多长时间等。我极力推荐大家花钱使用这项科技成果。

现在，我们已经明白了自己为什么非得睡觉不可的道理了，那就到了考虑一下误人不浅的同床睡觉习惯这件事情的时候了。

停下来思考一下……

你睡多长时间才能保持旺盛的工作精力？这点跟你的伴侣有差别吗？

你最理想的睡觉时间是从几点到几点？

你是“早间百灵鸟”还是“夜猫子”？你的伴侣呢？

你是一觉睡到大天亮，还是晚间一定会醒来一阵子？

有没有出现过睡眠不足的任何症状？现在还有这些症状吗？

是否思考过或者注意到你伴侣的不同睡眠模式或需要？

假如两个人有所不同，是否跟伴侣说起此事？

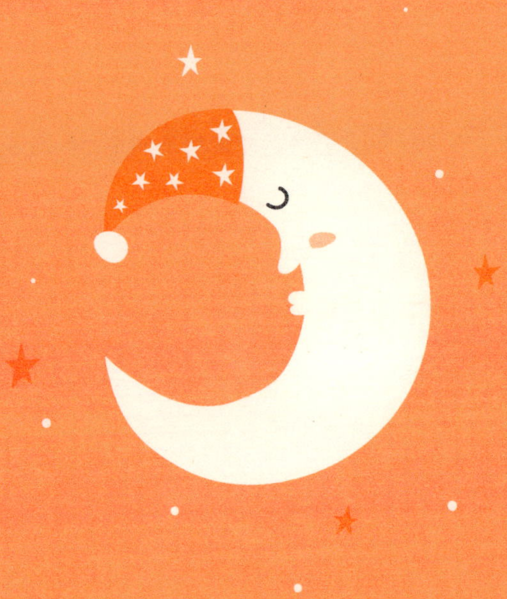

第三章

影响睡眠的 N 种行为

床有许多用处：是阅读的地方，扔衣服的地方，看电视的地方，电话聊天的地方，接吻和拥抱的地方，性交的地方，跳上跳下的地方，哭泣和感觉悲伤的地方等等。可是，无论我们想出什么样的创造性用途，不可否认的是，床的主要用途还是用来睡觉的。上面一章已经说过，睡觉本是一件有些乏味的活动，却又是每个人都必须有的人类活动。因此，不可避免的是，我们都得到床上去休息一下。

假如有了配偶，晚上直奔卧室可能会让你感到镇定或歇息的愉快，当然也可能不会。虽然我不想说废话，可是，爱上一个人并不能保证两个人事事合得来。异性相吸引的定律让我们投向彼此的怀抱，及时行欢，却不会考虑两个人之间一大堆合不来的事情，可这些事情最终会在激情消退之后一点一点吞噬掉我们原有的热情。

中央昆士兰大学2012年进行的一项研究我们先前已经提到过，该项研究发现，睡在同一张床上的配偶，比别的噪音更容易吵醒对方。在该项研究中，57.6%的反馈者都说自己与配偶一起睡，可是，在这些人当中，有34.5%的人说，配偶上床时会打扰自己的睡眠。有40%的人说，配偶在床上翻来滚去，干扰自己睡觉，另有58.5%的人说，配偶打鼾会把自己吵醒。有超过48%的人说，配偶晚间起来上厕所时会吵醒自己。有10.1%的人报告说，配偶晚上起来去厨房时会吵醒自己。有8.1%的人会被配偶接电话的声音吵醒，35.9%

的人会被配偶半夜起来工作吵醒。

尽管有这么多的夜间活动会吵醒配偶，可是，人们却怀抱一种不可言状的乐观精神，继续两个人同床睡觉。

同床有好的地方，也有不好的地方。最关键的确定因素是每个人的需要和需求，以及这个人满足这些需要和需求的决心有多大。床上的活动本身是枯燥无味的，可是，加上人类的气质、情绪、高压态势、人际关系学、传统、道德、骄傲感、不断变化的个人姿态、身体健康状况及个性等因素，一系列本无趣味的行为，却可能从平淡无奇走向争斗。

如前面所说的，夫妻结婚时都有一种预期（尤其是在大部分西方文化中），即与人结婚，或者住在一起，就意味着要把生活的一部分交托给对方，包括一起上床睡觉。

作为人妻，你已经是人际关系的一部分，因此，一起睡觉就是天经地义的事情。

——阿米莉亚，41岁，两个孩子的母亲，已婚12年

如果住在一个房子里，那你就得一起睡觉，这是必然的事情。相爱的人会在同一间卧室里睡觉，而不是各睡各床。

——安娜，44岁，高级经理人，已婚20年

我想你要是找到人生另一半了，那就得随大溜，结了婚就得一起睡。这没有什么困难的。

——匿名网友，www.mamamia.com.au

我44岁才结婚，这意味着我得花点时间才能适应跟别人一起睡觉，毕竟单身那么长时间，毕竟总是一个人占一整张床。另外，我也从没有想过不跟别人睡一张床，对我来说，结婚就是指两个人睡一张床上。

——萨拉，52岁，教育界官员，已婚8年

我的一对朋友20世纪90年代从美国跑到这里来，他们自己建了一栋各有卧室的房子，我想他们的婚姻快要完蛋了。朋友圈子里都在议论此事，大家也都这么看。

——冯，72岁，已婚55年

从感情上说，我心里总在想："如果不跟丈夫睡一张床上，那是不正常的。你得想办法应对这事。"可是，仔细一想，我又觉得："你是不是疯了？你得睡好觉啊！假如分开睡觉能够解决这事，那就照这么做吧。"

——艾米莉，30岁，空姐，已婚1年

我觉得事情有点不对劲。她父母已经分开睡觉了。

——格里欣·沃纳，《贱女孩》

好的一面

得承认，同床睡觉会使两性关系产生明确无疑的亲密感，是别的什么办法都不能替代的。我们每晚都共享一个空间，睡在对方的身边，无论抱着也好，彼此不挨着也好。这样的仪式就是两性关系的一部分，很多夫妻不这样的话就没有办法活下去。

我觉得两个人睡一块儿感觉特别好。有时候比做爱的感觉还要好。这就是真爱所在，远远超出性生活。

——妮基·格墨尔，《澳大利亚周末杂志》，2012 年 1 月 21 至 22 日

跟妻子萨拉一起睡觉给我一种安全感，一种和睦感和亲密感。每晚两个人一起睡觉，我就有一种踏实感，觉得自己与这个世界没有什么好争的。

——托马斯，63 岁，咨询人员，已婚 8 年

与另一个人肌肤相亲，会给人一种镇定感，它本身也让人觉得舒服，人人求之不得，通常是通过跟人同床共享同样的睡眠节奏获得的。许多夫妻都谈到同床带来的私密感。每天都有的这种行为，既是两个人亲密无间的象征，也给他人一种和睦感，因为同床就意味着两个人过得不错。

我很喜欢跟对方睡一块儿。我有时候喜欢抱着她，尽管她睡着了，感觉她好像也挺喜欢我这样。这种行为是相互的。有时候我们会握着手，有时候会互相搭着手臂。

——克里斯，51岁，建筑工人，已婚3年

一天忙下来，我很喜欢跟丈夫睡一块儿。不管白天都发生过什么事情，我们的床总还都是我们的窝，在这里，就只有我们两个人。我们可以白天在一起，计划第二天的事情，彼此安慰。我们可以彼此十分温柔，或者抚摸对方，或者因为太累而睡着，根本都不需要多说什么，因为彼此都明白，我们是同床共枕的夫妻，彼此相隔就只有一臂之远的距离，到明天又可以这样了。

——阿兰娜，60岁，私人助理，已婚32年

许多夫妻特别喜欢同床共眠带来的交流之乐，因此，哪怕睡不

好，也要一起睡。事实上，有些人觉得，跟另一个人睡在一起，本身就是一种交流活动，无论是跟配偶、孩子还是跟朋友。我知道，很多人就是喜欢跟配偶睡一起。抱在一起聊天，每晚都这样在一个舒服的小空间里过日子，这本身就是充满浪漫气息的活动，因此能够与他人分享真是美好的事情。

每天晚上一起上床睡觉，还可以提供额外的机会，让夫妻二人能够小声聊一聊白天发生的事情，谈一些不愿在孩子面前提及的事情，就一件私事与配偶认真谈一下，或者在那种舒适的安静气氛中躺在爱人旁边。时间长了，夫妻二人会感受到这种生活的乐趣，觉得两个人是在一起度过人生。我们现在的生活节奏越来越快，同床睡觉也许是夫妻二人彼此单独见面的唯一机会，并且在一起可以解决千千万万的麻烦问题。

平时，我跟妻子都忙得不行，只有一起睡觉的时候，两个人才能在一起相处。我明白，我可以摸下她的手，睡在她旁边的地方，光是这一点，就足以让我感觉到每天的日子过得有意思。不这样的话，我真不知道怎么活下去。

——托尼，47岁，咨询业务开发经理，已婚25年

我很珍惜与爱人一起睡觉的生活。很喜欢睡觉之前说一小会儿话。我喜欢他睡到半夜时抱我一下。所以，假如

他不跟我一起睡，我根本就睡不着。

——特里娜，www.mamamia.com.au

一天忙下来，我最盼望的是入睡前的那一刻，我会把头枕在丈夫胸前听他的心跳。我们不怎么说话。可是，只要两个人这么待一会儿，我就非常非常满足了。同床睡觉让我们有机会分享私密时刻，比如半夜醒来谈谈让两个人都比较担心的事情。有时候，也可以在黑暗中谈及一些比较轻松的话题。有的时候，我们只是握着手，说到让自己担心的一些事情，而这让人放心许多。

——凯丝，www.villainouscompany.com

与人同床还可能是一项容易养成习惯的活动。小时候习惯于跟兄弟姐妹一起睡的人，睡觉时身边或附近有人会使他们觉得格外安全和有保障。有一种性别上的意识，即男的可以保护女的，而这种保护也可以延伸至同床睡眠的习惯。

跟丈夫一起睡，我会感觉睡得更好。我的意思并不是说，他在场事情就实际上有什么根本性的不同，可是，他要躺在身边，总还是给人宽心的感觉。现在，我发现自己一个人睡觉很不容易，去父母家或者去参加派对时都是如此。如果一个人睡，起床后总是感觉没有睡好。

——彬农，www.mamamia.com.au

我总是比丈夫早很多就上床睡觉了，这样，我一个人就睡得很踏实，可是，假如他出差了，或者知道他当天晚上不会回来睡觉，那我就根本睡不着！我得把另外一个房间的电视开着，家里没有人，我根本就不想睡觉。

——阿兰娜，www.mamamia.com.au

保罗·罗森布拉特写过一本书，是《二人同床：夫妻同床的社会制度》，他在书中说，跟另一个人一起睡觉的许多益处，要么是跟单个人有关，比如温暖、安全感和陪伴感，要么是跟夫妻两人都有关，比如隐私、共同经历以及强化夫妻关系。对于需要安全保障感和陪同感的人来说，同床就能提供这些，并营造出易于一晚睡好所需要的气氛。

因此，同床睡觉的确也有不错的地方，甚至是很好的地方，可是，还是有很多不尽如人意的地方。由于睡眠是最基本的人类需求，诚实地看待同床共眠中的不利之处，跟看到它有利的一面一样非常重要。

不利的一面

在任何环境当中，跟任何人产生密切的身体接触，时间长了，就一定不可避免地产生一些问题。夜复一夜地躺在同一个人身边，两个人之间本来就可能生出的不愉快，就一定会在这里发生。虽然配偶身上的很多行为或习惯都是可以慢慢适应的，比如酱油瓶子打开却忘记盖上，或者早晨起床后不叠被子，但是，梅奥诊所 1999 年进行的一项研究却说，人们一般不能自动适应睡眠干扰。

保罗·罗森布拉特希望夫妻二人学会同床睡觉，但是，他还是指出，同床睡觉也有下列不便："能够同床睡觉，这是在许多方面能够达成默契的非凡成就，比如头、身体、胳膊和双腿放哪儿；枕头放哪里；毯子怎么盖；什么时候谈话；什么时候不要谈话；什么时候摸下对方，什么时候不要摸；如何接触对方；表达不满时应当采取哪些方式；翻身的时候有多大自由度；对方发出杂声时怎么办；如果对方醒了，应当和不应当做什么；等等。"

这听起来好麻烦的，不是吗？

尽管每个人要解决的问题紧急程度不一样，可是，同床的人抱怨的内容却惊人地一致。接下来跟大家说一下同床时不好的地方，主要说两个方面的事情。首先，同床时必定会在床上产生的行为，然后是上床睡觉的习惯与行为。

打鼾

目前，一人影响另一人睡眠的首要原因就是打鼾，而通常打得最多的就是男人，真是对不住各位男士了。尽管很多男士的性格有很多优点，美国睡眠研究协会却支持上述观点，认为打鼾多的还是男士。

男士或者过胖的人睡觉最容易打鼾，但打鼾却是男女两性都有可能发生的事情，虽然女士打鼾的情况远远少于男士。

打鼾的生理与医学原因极其复杂，人跟人的情况也不相同。有的是因为喝酒太多，有的是一些疾病造成的，比如呼吸暂停症。无论在床上打鼾的是谁，都让对方睡不好觉。随着年龄增大，打鼾越来越常见，而且越来越响，对男女来说都是如此。所以，假如各位有打鼾的现象，而且年龄也没有超过四十，那可得小心了，此事正在前方等着哩。

我丈夫打鼾，因此我烦死他了。之所以这么烦他，是因为他打得热火朝天，吵得我睡不着，而他自己却毫不知情。我常常踢醒他，说："请别再打了。"他却说："没打，我没打啊，你在说什么？"反倒是我错了，因此我对他极其恼怒。我们就是无法两个人同睡在一张床上，因为我真的为此烦死他了。我特别烦他责怪我的样子。醒来后他不是说"对不起我吵你整晚上没有睡好"，反倒说"别再踢我了，你为什么要踢我”，然后就开始责怪我。

——弗兰西丝，40岁，三个孩子的母亲，已婚10年

丈夫打鼾时，我就想说：“滚开，你听上去像是在唱高音。”我觉得打鼾是一个人能做的最烦人的事情。在我看来，那可真是最难听的声音，而一个人若是打鼾，那他根本就没有什么吸引人的地方。所以，他不打鼾的时候，我就觉得他的吸引力大得多了。

——雷贝卡，47岁，咨询师，已婚20年

打鼾是我们生活中的大麻烦。约翰试图戴上耳塞，但他不能连续三个晚上都戴耳塞，而且我也为此感到难过。

——梅，66岁，已婚40年

我跟丈夫认识20多年了，可是，因为他打鼾，我们现在各睡各房。我们下载了一份应用软件，可以测量分贝，而他的鼾声每次的分贝都非常高，就好像坚果粉碎机发出来的那种声音！

——匿名网友，www.mamamia.com.au

我母亲经常打鼾。我只能这样描述她：就好像旁边有

一把链锯在工作。而且，她无论什么体位睡觉都打鼾，仰躺、趴着还是侧卧都打鼾。我父亲最大的长处是，他很快就能轻松入睡，因此也避免了很多麻烦。

——特里娜，www.mamamia.com.au

不幸的是，打鼾这种事情，我们一时半会儿还没有什么控制的好办法。间歇性的打鼾，如果少喝点酒，一般可以控制住，但对很多人来说，这是件既难堪又没有办法解决的事情，他们自己也恨自己。因为自己无心做出来的事情而遭人责怪，真是值得可怜，但他们的确会影响他人睡觉。我得承认，当我听说很多人因为对方打鼾而多少年没有睡好觉的事情后，总是觉得万分奇怪，他们竟然没想想办法来解决这个问题，反倒是继续抱怨下去。

你们家里人打鼾可能只是偶尔打一打，也不是天天吵醒你，可在别的家里，有些人打鼾，那可是惨绝人寰。平均而论，打鼾的分贝大约在 50。这跟在家里谈话的声音差不多大小，或者像是 100 英尺外的变压器工作时的声音。《吉尼斯世界纪录大全》报告说，瑞典的柯尔·沃克特是创了打鼾世界纪录的人。1993 年 5 月 24 日测得的数值是 93 分贝，相当于那种砂带磨光机的声音。比起英国的珍妮·查普曼来说，沃克特算是睡得不那么熟的人，而珍妮打出的鼾声，2009 年测得的纪录是 111.6 分贝。她的这个声音，比链锯的声音略高一些，但还没有达到冲击钻的程度，可是，这声音比低风的喷气式客机的噪声还高出 8 个分贝。

作为实用指南，我们给大家提供一份参考值：任何高出 70 分贝的声音，都开始对人的听力造成损害，因此，大家应当开始替珍妮·查普曼丈夫的身体担心了。很显然，他的做法很有道理，干脆就到另外一个房间里去睡，两个人的卧室房间门都关上，有时候，他还得把头埋在枕头底下睡。

对珍妮来说，走运的是，她并没有嫁给约翰·韦斯理·哈定。他是 19 世纪初生活在美国的一个非法移民，据说，他枪杀了一位睡觉中的邻居，因为那邻居让哈定整晚上睡不着。尽管我们这些人有时候也动过这样的念头，可当面对成千上万的打鼾者时，我们大家都采取了忍耐的态度。

夜间活动

床上乱动的情况各个不同。有的只是稍微调整一下睡姿好让自己舒服一点，另外一些人却患有不安腿综合征，这些人发作起来，整个床都会变成一个大舞台，就连往日老套的角斗士都比不过他们。有些人结婚后才发现，他们完全是跟一头“挣扎活命的鲸鱼”结成了夫妻，这样的人整晚在床上不停地扑腾，而且还卷跑所有的被子和床单，对于在一旁冻得瑟瑟发抖的配偶丝毫也没有察觉，哪怕这人在一旁气得要死，或者小声地悲泣。

真实情况是，睡觉过程中的床上动作，多数出现在浅睡眠阶段中，人一晚上平均会动约 20 次，可是，拉夫伯勒大学睡眠研究中心的主任吉姆·霍恩却指出，男性入睡后在床上翻动的次数多于女性。在该中心进行的一项研究中，男女两性都装上了移动探头。结果发现，男性夜间活动的次数比女性多出一倍。这个事实也许有助于解决一项纷争，说明被子到底被谁卷走了。

不是有意的简单动作也很是烦人，可是，跟一位风车一样整晚胡噜不停的人同床却有生命危险。有很多记录表明，很多女性因为睡眠期间被对方压住而出现胸部青紫的情形。

> 我非常喜欢自己有一个单独的空间，喜欢以不同体位睡觉。或者躺着，或者趴着，或者将手臂放在脑后，或者胳膊放在两侧，或者像士兵一样举起双手来睡觉（很少这样，可是，我有时候喜欢这么睡一回），还有双腿摊开睡，或者跪在床上睡，或者戴着兔毛帽子夹着兔子尾巴抓住吊灯睡（好吧，这个主意是我丈夫出的）。如果我想四仰八叉地睡，就不想让任何人来限制我的动作，不准别人将我的胳膊挪开。
>
> ——凯莉，44 岁，作家及博客写手，同居 20 年

> 我跟丈夫夜间睡觉时手常会打到对方的脸，或者肘子会击到对方。我们的床很大，可是，我觉得我们还得把床

再加宽些，这样才能避免伤到对方。

——克罗尔小姐，www.mamamia.com.au

从哪里开始说呢？我被肘击或踢打的次数远远超过我能记得住的，他翻身的时候，胳膊往往猛地甩过来，用很大力气挤我，因此我经常会被弄醒，吓出一身冷汗，有时候就再也无法睡着了。我知道他不是有意的，而且他还总是道歉，可我有时候想，我若找机会揍他一下，是不是有着适当的理由呢？

——克罗尔，32岁，会计

起夜的麻烦

夜间常见的另一项活动就是起夜上厕所。现代的房子越来越多都是卧室和洗手间连在一起的，这意味着起床的时候会吵醒对方，而且还会有明显的声音证明有人上厕所。男性如果是跟怀孕的妻子睡一起，会发现她夜间不停地上厕所，尽管经过一阵子会适应，但仍然是很烦人的事情。

我明白丈夫夜间经常要上厕所，可是，他非得拉一下停一下，中间还放几个屁，还要叹上几口气吗？这事让我们两个心生隔阂。他上厕所甚至都不关上门。“关门费时间。”他说。

——苏，48 岁，已婚 12 年

我明白，抱怨怀孕的妻子是没道理的，可是，最后几个月的时候，我妻子每晚要上五六次厕所。我一点也不敢跟她说上厕所吵人睡觉，只是在上班的时候喝很多咖啡，真是太困了。

——西蒙，43 岁，IT 经理

怀孕到了第六个月的时候，我直接就搬进另一个房间睡觉了。这样的话，睡觉的时候我可以四肢摊开睡，可以翻来覆去，想上多少次厕所就上多少次。

——戴茜，www.mamamia.com.au

室温

卧室里面发生争吵的另一个原因，是两个人对室温的要求不一样，这包括盖多厚的被子，是否要开窗通风，还有空调。

研究表明，男性对温度的感知不如女性灵敏，这就是男性总感觉房间很热的原因。一种理论是，女性的主要脏器往往有更快的血液循环，而在手脚这些肢端的循环却要慢些，而人体肢端往往就起着温度感应器的作用。

承认吧，有很多女性上床睡觉时，总喜欢偷偷把自己的手脚贴着对方身体加热。我知道自己在冬季就是这样的（结果惹人大声抗议），晚上睡觉之前，我先到丈夫床上去睡一会儿，在他的拥抱中加热自己，然后跑回自己床上去睡。同样，男性也得承认，如果女伴把手脚贴着你身上吸走热量，而你老大不开心的时候，应当明白这里面是有些科学道理的。还有那些女士，她们睡觉之前会把自己的冷屁股贴到丈夫身上，便于快速热身，并在他热烈的拥抱中偷偷发笑。是啊，这些都很好玩，只是，男士有时会觉得，自己在夫妻生活中不过是起了暖水袋的作用。

典型地说，女性喜欢室温较高一些。保罗·罗森布拉特的研究也证明是这样。他发现，他调查的75%的异性恋夫妻都说，夫妻一方先觉得房间太热的，往往都是男方。当然，并非所有的时候都是如此。2001年的一项研究发现，女性的体温在经期结束时会上升差不多一度。孕期与停经期发生的激素变化，也有可能导致体温上升。

我和丈夫同床睡觉以前总有麻烦。我喜欢在很热的地方睡觉，然后盖较薄的毯子，可他又喜欢较冷的地方，然后盖上厚重的被子。这样过了差不多两年半，我们都意识到，与其到了晚上就来争执到底盖多厚的被子，还不如上床睡觉时各盖各的被子。这样，早晨起来再不用抱怨对方了。

——凯特，www.mamamia.com.au

我妻子上床睡觉时需要更大的热量。大多数晚上，她都需要盖上羽绒被，可我却想掀开这被子。每个人都需要有自己觉得舒服的东西。

——布鲁斯，68岁，已婚3年

因为正在化疗和放疗，因此没有人能够跟我睡一起。我的体温变化成为两个人争论的话题，结果，我们决定各睡各房。

——布鲁克，52岁，教育界人士，已婚30年

我丈夫什么事情都要讲个科学道理。所以，如果我想再加一床被子，或者扭动冰冷的双脚并抱怨太冷时，他就看看挂在旁边的室温表，然后告诉我说根本就不冷，因为卧室的温度是20摄氏度。不同的人对寒冷的感觉不一样。我从自己孩子那里就明白这个道理。他们一个盖着好几层被子，另一个却四仰八叉地躺在被子外面。不过，如果是两个人共用被子，事情就麻烦了。以前我总喜欢用电热毯，现在都忘了此事。冬季，他勉强可以容忍羽绒被，前

提是里面的大部分鸭毛先都拨到我这边来。后来，我们慢慢想出一个办法，盖的垫的都解决了。不过，我也明白，就什么是冷的问题，我们永远都不会达成一致意见。

——凯蒂，46岁，已婚12年

呼吸

无论醒着还是睡着，人都得不停地呼吸。跟打鼾一样，这是无法控制的行为，我们不知道自己入睡后嘴巴竟然是张开的。但天快亮时，闻到爱人嘴里呼出来的气味，或听到其粗大的声音，总还是令人沮丧的一件事。

我们结婚已经15年了，而且已经有了三个孩子，现在，就连那个大号床也不够用了，到了睡觉的时候，我就想有自己的空间。睡觉时，我得把脸朝向别处，不能对着丈夫。我不喜欢有人对着我脸上吹气！实际上我跟丈夫谈起过此事，说如果他整晚不呼吸，事情可能好办得多！要呼吸，最好等到白天！

——萨拉，www.mamamia.com.au

我真的很不喜欢别人对着我的脸吹气。我对W先生说过，说他就像一条龙一样对着我的脖子吹气，而且那声音就好像有飞机在耳边起飞。

——链锯，www.mamamia.com.au

我们买了一张顶级床，结果睡觉睡得香了。原来的床不够大，早晨醒来，后颈项上总有热辣的感觉，因为我睡觉的时候背对着他，因为我不喜欢睡觉时有人朝我脸上呼气。

——匿名网友，www.mamamia.com.au

跟打鼾一样，有人朝你脸上出粗气时，推他一把可能解决问题，可是，也跟打鼾一样，推一把并不能根本性地解决问题。我不知道《星球大战》中的黑武士是否跟其他人共过床。

孩子和宠物

遵守两性相吸的生物法则因而生下了孩子的人，他们的卧室之争还面临额外的麻烦。不仅必须与爱人同睡一张床，还可能必须让可爱的小家伙们分享这已经很小却十分宝贵的卧室空间。

对某些人来说，卧室空间可以很小，小到只能容下一张窄床，或者再大一点的简易床，再到单人床，然后是双人床或大号床，一步一步变得更大。这些都只是供自己睡觉用的。之后，跟配偶同床后，这个空间就小了一半，然后是孩子。此时，睡觉空间就小得多，如果不想让小孩子的脚趾刮到自己的腿肚子，那就只好睡到床垫边缘，这样才能让生活继续下去。

多少年来，我们一直在换来换去，好安顿下两个孩子，他们就是不肯在他们自己的床上睡一整晚上，最后，我们只好放弃，让一个孩子在我们的床上睡，另外一个就去他们房间的备用床上陪着另一个睡。现在差不多都有10年了。最近，我们决定，如果两个孩子回自己的房间睡觉，我们就奖励他们5美元。可是，大约过了四个星期，大的那个又跑回我们房间来了，我们两个就只好继续分床睡。

——迈克尔及莉萨，41岁和39岁，已婚10年

我们两个在一起有10年了，分床睡觉也将近3年。我以前总跟他一起睡，哪怕现在，有时候也想跟他一起睡；可是，因为已经有了孩子，两个男孩子，一个一岁多一点，另一个才几个月大，而且两个都还喜欢跟大人一起睡，我只好到备用房间去睡觉了。我们有一张大号床，可是，我还是睡不安稳，因此也总是怒气冲冲的。他喜欢孩子们睡在床上，假如有哪个孩子的脚蹬在他脸上把他吵醒了，或者哪个孩子哭着要喝奶，他当真也不生气。以前我经常感觉很内疚，但现在不了，有时候我觉得，事情该怎

么样就得怎么样。

——罗娜，www.mamamia.com.au

同床睡觉就有这些麻烦，可是，也有好的一面，那就是，最终都会有一个结果出来。大多数家长都很自信，因为孩子到了十几岁，就不再跟父母一起睡了。至少，这是一个希望嘛。

很多人很容易就把宠物当成孩子了。事实上，我敢打赌，有很多人事实上已经都这样了。我们当中有很多人每晚睡觉时情愿让一只毛乎乎的动物来分享床榻，可是，另外一些人却觉得，让宠物上床是绝对不能容忍的事情。

你好不容易找到人生另一半，暴风雨一样的激情让你们很快就直奔卧室，结果却发现，那只毛乎乎的动物也得在床上占有一席之地，或者睡床头，或者干脆睡床中间，然后又睡床头去。要是发生这样的事情，你准备怎么办呢？由于人类很容易就跟动物达成难解难分的和睦关系，事情发展到最后，很可能就是夫妻两个是否容许小孩子跟自己一起睡的问题。

抱还是不抱

很多人的睡觉理想，就是让配偶紧紧抱着自己一觉睡到大天亮，你是不是这样的呢？要不，想到这里你就感觉害怕，感觉双手颤抖，觉得浑身冰冷，只想说不不不？

在当众握手、拥抱和接吻的事情上，人跟人的容忍度大不相同，同样，有很多人并不喜欢整晚被人抱得紧紧的。因为大多数男人都较快入睡，因此女的就只能被一条本无恶意却让人烦得要死的胳膊死死缠住。还有另外一个问题，那就是——因为持续不断地身体接触，有的人会出一身汗，闻起来和感觉起来都怪怪的，床单也因此湿乎乎的。

有很多人学着电影里面的样子，让所爱的人欢天喜地地抱住自己慢慢入睡。看上去的确很美，可是，实际却不太管用，因为人在不同睡眠周期会有不同的睡姿。

我正在想办法说服新交的男友，让他明白分床睡觉也很好。是啊，我的确很喜欢在床上相互拥抱的甜蜜感觉，可是，到了睡觉的时候，我的确不喜欢有人挨着。我睡觉不踏实，还有风湿性关节炎，因此，哪怕再好的条件，我也不太容易睡得安稳。新交的男友总喜欢摸着我睡觉，因此事情就比较复杂一些了。这事跟他说起来很不容易开口，因为他很可能觉得我性冷淡，或者为人太小气。

——Em，www.mamamia.com.au

我喜欢抱着妻子的后背一起入睡，我猜这叫贴身睡眠什么的。最开始的五分钟，我很喜欢，然后就得面对现实了，我得翻身，然后把我的三个枕头摆到自己喜欢的位置，这样才能安然入睡。

——麦克斯，43 岁，公司董事，已婚 18 年

其他的同床问题

关于同床共枕带来的各种麻烦，我还可以列出很多来，但是，讨论的部分因此打住，我干脆列一个单子出来，说明同床睡觉到底还有哪些麻烦事。这个单子并没有包罗万象，因此后面留下一些空处，大家想到我遗漏的部分，可以自己补上去。

1. 床的大小。
2. 床是否结实。
3. 谁睡在床的哪一边。
4. 被子、床单的质地。
5. 枕头大小和数量。
6. 不同的睡觉姿势。
7. 磨牙。
8. 出汗。
9. 起夜（不光为了上厕所）。
10. 做噩梦后醒过来。
11. 生着气上床。

12. 梦游。

13. 说梦话。

14. 失眠。

15. 疾病，短期或长期。

……

除了夜间的争吵外，上床之前或关灯睡觉之前也有可能发生很多争论。

如最后一章所列的，睡觉的事情人跟人大不一样。假如你运气足够好，刚好两个人的睡觉需求是一样的，比如准备上床睡觉的时间、上床所需要的时间以及需要睡多长时间等，那事情可真是太好了。但是，对许多人来说，现实的情况是，他们都有不同的卧室行为，最终可能把原来很好的一项床间活动变成彼此怨恨的祸根。

准备入睡

人类行为混杂在习惯与仪式之中。或者是习惯的行为有意识地重演，或者是不假思索的自主行为。这些行为引导我们度过每一天、每一周、每个月甚至每一年。谈及上床睡觉的事情，当我们还是婴儿时，觉得睡觉是一种仪式或是家庭琐事。文化的因素变化很大，可是，我敢肯定，我们有许多人都经历过这些带孩子时的共同床上经历，包括为孩子洗澡、为他们读故事，然后早早地把孩子弄睡觉。在我们早年的睡眠行为中，这种传统方法经常就是自己长大后慢慢接受下来的仪式。这就让我首先想到一个极常见的习惯：读会儿书再睡觉。

跟打鼾一样，睡前看不看书，这在全世界都是个争论不休的床间问题。在澳大利亚，2010 年进行的“睡觉大调查”活动涉及 12000 多人，结果发现，40% 的人喜欢睡前看书，而中央昆士兰大学进行的一项研究报告说，有 59.7% 的人喜欢在床上看书。这些结果都是相当重要的。在床上看书是件打扰他人的事情（妨碍对方睡觉），一边是要开着灯，一边还要不停地动弹，还发出声音来（翻书）。

当初决定各睡各房，真是一个好主意啊。首先，我意识到，到了晚上，自己想看多长时间的书就看多长时间，还可以把大灯开着，假如我喜欢的话。我向来喜欢在床上看书，小的时候，我妈喊我关灯睡觉以后，我会拿出藏在枕头底下的手电筒继续看。可能，自从与大卫同床睡觉以后，这件事情就成了争吵的根源了。“把灯关了行不行？都睡不成觉了。”后来我专门买了一个很小的台灯，可以一直弯下来，弯到书上面，对他来说，光线还是太亮了。他总是抱怨自己睡不好，我把灯移到床边去看，宁肯自己的视力受一点损失，他也同样会抱怨："可是，你翻书的声音我还是听得见。"当然，他自己也喜欢把收音机开着睡，里面的晚间购物广告不停地响着，让人无法专心看小说。不过，我想干什么就能干什么了。

——达姆·珍妮·默雷，英国记者及《卫报》播音员

我丈夫得上夜班，这是个麻烦。我是夜猫子，因此总感觉去卧室睡觉是件麻烦事，不能干自己想干的任何事情。房间里不能有任何响声，也不准开灯，因此也看不成书。我真是怀念能够在床上看看书的日子。

——安娜，44岁，高级经理人，已婚20年

尼尔爱看书，可是，灯开着我就睡不着觉。假如他睡不着，因此准备通宵看书的话，我就去备用房间睡觉。不过现在，假如他想看书，他就自己去备用房，这样就容易睡着了。

——安，46岁，人力资源部职业人士，已婚19年

我们两个年龄都大了，我也更解放了，觉得他想睡觉就睡觉，为什么我也得去啊，或者假如他想睡觉，为什么我也得关灯呢。假如我想继续看书，他会抱怨我的床头灯

照得他睡不着。

——冯，72 岁，已婚 55 年

躺在床上看电视这项活动，有的人觉得很放松，也易于入睡，另外一些人却不以为然。2009 年在宾夕法尼亚大学睡眠与生物钟研究中心对 21475 名成人进行的一项研究发现，看电视是最流行的睡前活动，占到睡前活动的一半左右。这个统计结果，在中央昆士兰大学的一项研究中得到证实。这个话题，甚至在《性与城市》第 2 集中专门谈道：毕格决定在他们位于纽约的一间公寓卧室里装一台电视的时候，卡莉老大不高兴。

电视有光线，还有响声，因此在夫妻间造成跟睡前看书类似的麻烦。

我妻子对垃圾电视节目有很大兴趣，越晚她的兴趣也越大，对此我真是佩服有加。她有时也累得不行，可是，为了赶上"某某明星"的节目，她会一直熬下去，不管明天早晨会付出什么代价。电视嗡嗡响，整晚我都睡不好，哪怕音量也并不是很大。有时候，我会去沙发上睡，就是为了避开那些垃圾电视节目。这事真烦死人了，可她却说这样有助于入睡。我想，这些烂电视节目不过是让她整晚上睡不着而已。

——威尔逊，43 岁，已婚 15 年、

我丈夫要看电视才能放松下来准备入睡。问题是，他看电视时是躺在沙发上，然后睡着，等他醒过来关掉电视走进卧室准备睡觉时，却又无法睡着了。他只好就睡沙发上了。

——苏泽特，40 岁，行政助理，已婚 17 年

再有一些人，他们无法面临一直睡 8 个小时而中间不吃东西的生活，因此睡前要弄些小吃，或者喝上一大杯酒水之类的。尽管面包屑会落在床上，或者酒会洒在床单上，或者食物的汤汁也会落在床上，可是美国一项研究发现，有 32% 的美国人会把食物或饮料带上床。

我丈夫喜欢在床上吃东西，这是我无法忍受的。他把盘子、碗和饮料瓶子放在床边上。我很喜欢亚麻床单，可是，每次买回来新亚麻被子或床单后不久，总会有巧克力味冰激凌或者巧克力泼在上面，很难洗掉的。现在没有了，因为他去他的卧室和他的床上吃东西了。

——安娜，44 岁，资深经理人，已婚 20 年

保持沟通

现代生活在不断发生变化，这对一些夫妻构成了新的挑战。很

多像平板电脑、手提电脑、笔记本、苹果手机、音乐播放器和在线阅读设备等用品，现在都成了睡前活动的主要内容。对有些夫妻而言，这还不光是睡前的活动，他们半夜也起来玩一下，早晨起来第一件事就是摆弄这些东西。无线网络现在家家都有了，科技用品玩上瘾的人，随时随地都可以上网。

2010 年，澳大利亚毕格睡眠调查所进行了一项调查，约有三分之一的参与者会在晚间把手机带进卧室，其他像电视、手提电脑、平板电脑和无线收音机带进卧室的比重约为 15%。2011 年，一家公司针对二百万人进行了一项调查，结果发现，约有 22% 的受访者承认在卧室里用电脑（中央昆士兰大学的研究称，77.9% 的受访者说他们在床上用电脑）。

有无法拒绝和无可争辩的一些原因迫使一些人把这些设备带进卧室，比如查邮件，脸书和推特要更新，有财经新闻要关注，还有体育比赛的结果，等等。并不仅仅是这么一项事实使你的配偶对屏幕比对你更有兴趣，而是因为这些电子用品总伴有清晰可闻的各种声音。

我准备睡觉时，丈夫就戴上耳机听音乐。可我还是能听到音乐声，这让人快要发疯。另外我还觉得，在床上戴耳机本身也是极不文雅的事情！

——匿名网友，www.mamamia.com.au

> 在我们的二人关系中，那台平板电脑已经成为第三者了。早晨、中午和晚上，我家那位就一直在给朋友、同事发短信，还要玩脸书和网上的其他东西。他知道我不喜欢他在床上用平板电脑，可是，谢天谢地，我总是很快就睡着了，因此，这玩意儿也没真正烦死我。
>
> ——贝特，32 岁，银行业工作人员

翻书页的时候会弄出响声来，同样，这些电子用品也会嘀嗒嘀嗒发出提示声。敲键盘也会弄出响声，屏幕闪出来的光，跟台灯发出来的光一样可以照亮整个房间。需要的时候，我也喜欢在床上用下手提电脑，我还经常在苹果手机上看电影。丈夫很喜欢用他的平板电脑，我经常发现，他睡觉之前和早晨醒来之后，都要拿电脑玩一下子。

假如这事很烦你，那你应当了解一下，2011 年曾有一项研究，是美国睡眠研究会进行的，里面提到卧室里面使用的许多设备。

光线与声音

幽暗安静的房间是睡觉的黄金标准。可是，多安静才算安静呢？多幽暗才是幽暗？前面讲述睡眠科学的那一章曾说过，人为什么喜欢在暗处睡觉，可这又是个先有鸡还是先有蛋的老问题。由于天黑以后褪黑色素才会在人体内分泌出来，这意味着我们天黑就应当上床睡觉。我们还需要黑暗才能产生让我们入睡的褪黑色素。电力发明以前，人工光线并不会扰乱人的褪黑色素分泌，因此，有更多的人天黑就睡。另外，如果没有电力，也就不会有那么多晚间的活动了，因此，那个时候的人们也只有上床睡觉了，没有别的什么事情好做。

最新的一项研究发现，在光线太强的房间里睡觉的话，会导致情绪压抑。进行该项研究的科学家们发现："哪怕睡觉时不关电视，屏幕上闪出来的光线也足以触发这种情绪压抑的效果，而且睡觉的时间内若缺乏黑暗，会使人的大脑发生一些变化，因此引发压抑症状。"有的人睡觉时并不喜欢卧室里一点光线也没有，这可能是儿童时期房间总有灯亮着造成的。同样，也有人睡觉时一丁点光线都不能有，否则就睡不着。

卧室里面的噪音也有不同的来源。前面已经说起过翻书的声音、电子用品发出的声音等。可是，在事情的另外一面，我们会发现，很多人喜欢睡觉时有持续不断的声音响着，比如电扇或空调持续不断的嗡嗡声，很多人必须听着才能睡着的。对有些人来说，这是比室温更大的问题，因为没有这种声音他们就睡不着。一点声音都没有，他们就不能睡着。每个人的性格不太一样，黑暗和安静的意思也不一样，因此必须要营造最优化的睡眠环境。

这事不是我亲身经历的，而是一位同学妹妹的事情。

我记得，她睡觉时房间里必须放上很多闹钟。我们说的不是一两口钟，如果没记错的话，一共有二十多口钟。所有闹钟都在嘀嗒嘀嗒地响着，因此我真是万分奇怪，不知她晚上怎么睡得着。我睡觉睡不安稳，因此总记得这事。我认识她时她还没有结婚，我常常想，以后她要是结婚了，丈夫会怎么办。我现在还在为此事操心。

——霍莉，33 岁，英国公务员

房间里要是没有电扇一直开着我就睡不着。不光是有风从自己身上扫过的感觉使然，而是因为那嗡嗡响的声音才是我想要的。在我，有了这电扇的嗡嗡声，其他任何噪声我都听不见了。

——布莱恩，47 岁，搬运工，已婚 22 年

起床上班

你早晨喜欢怎样醒来？一对叽叽喳喳的蓝知更鸟唱歌叫醒你？或者播放重金属摇滚音乐台的节目让你确信自己的确醒了？或者你是那种懒得不行的人，每天必须把闹钟按下好几次才起床，然后提起裤子赶公交？你或者是一只早起鸟，每天早早就睡下，天刚一亮你就会自动醒来，然后就跑步半小时，而此时我们大多数人都还不知道天已经亮了。

人怎么醒来，会直接影响我们睁眼那一刻的情绪与态度。前面说过，在错误的睡眠周期中醒过来，会让人感觉一头雾水，眼睛也不想睁开，还一肚子气。假如有人说你“一早起来就气鼓鼓的”，原因多半是自己醒来的时机不对，而不是你到底在床的哪头睡的觉。

夫妻上床睡觉的时间如果不一致，但又同时醒过来，那么，睡眠周期的真实情形会使同床而眠变得更加复杂。如果醒来时其中一方正睡得香，起床后就很难立即调整自身，因此感觉浑身冒烟，有好几分钟都回不过神来。正是这原因，人才会一大清早无端地发脾气。

> 有时候，早晨闹钟响起，我会觉得一辈子都回不过神来。我称它为“棉毛脑袋”，可是，有时候整个早晨都无法调整好。有几次，我早起带人去机场，结果却发现必须回头再睡一会儿，因为知道自己并没有真正醒过来。当然，开车谈话都没有问题，只是知道自己并非百分之百醒过来了。
>
> ——露露，42岁，司法界人士，已婚6年

同样，被很响和很不愉快的声音吵醒，也是使人万分恼怒的事情，这跟自己正处在哪个睡眠周期没有太大关系。

前男友布伦特喜欢把无线电闹钟调到重金属音乐台节目上，我却十分不喜欢。我们商量出一个结果来，每隔一阵子就把无线电闹钟调到我喜欢的音乐节目上。可到了早晨，如果有我不喜欢的歌声将我吵醒，那我的情绪立即一落千丈。同样，轮到我喜欢的节目时，他的情绪也是一样。我们能否想个别的什么办法叫醒自己？可能吧，可是，两个人的性格如果都很倔强的话，就不太容易想办法找出稳妥理性的解决办法。而且在当时，因为与他同床睡觉弄得我天天睡不好，我自己也没有因此变成一个理性的人。

至于“床上”活动，我敢肯定有很多个性之差和个人癖好的事情都会在卧室表现出来，因此会打扰准备睡觉或者已经睡着的人。可是，接下来我准备谈一谈别的话题，很多人当着别人面不容易谈起来的话题。因为人人都知道，太阳下山之后，当我们去往卧室的时候，这些事情的确会发生。

我们实在不想谈起的话题

有些人体功能及活动是我们都了解的，可是，我们自己却都不愿提起。这类事情，有很多就发生在卧室里，而且就在床上发生，现在就到了开诚布公地议论这些事情的时候了。

各吹各号

动物会这样，人也会这样。很明显，人一天平均会有 14 次干这件事情。这是本能的人体活动过程，因此没有什么值得害臊的。有些人会因此大笑，因而使他人十分尴尬。这事可能是无意的、私密的，当然也让人生气，有时候藏也藏不住。好吧，我说的是排气的事情，或者直说吧，我说的是放屁的事情。

人体有众多功能是我们自身无法控制的，放屁处在这个单子的最边缘处。有的人睡觉时会在自己不知情的情况下放屁，可是，我也听说过另外许多人，他们总是吹嘘自己有能力在被子里面放出震天响屁的能力，这往往让毫无提防的配偶苦不堪言。我也曾忍受过类似的行为，却并没有看出这里面有什么幽默可言。可是，那也只是我这样想而已。放屁的事情似乎很容易让一些男人开心，而女的则很少因此心花怒放的。假如大家质疑我在此有性别歧视的问题，请上网查一查“床上放屁”，自然会找到证明。

对男人来说比较不走运的是，从生理结构来看，他们更容易放屁，因为他们在白天生成的气体较女性为多，当男性放松下来的时候，这些气体就会自动排放出来。这个动作，对于那些更为不幸的配偶来说，往往都是在床上进行的。

虽然夫妻二人醒着的时候放屁已经足够倒霉了，可是睡着的时候放屁却会受到残酷与异常的惩罚。

我决定跟丈夫分床睡觉有很多原因，在他的众多行为当中，放屁是最让我难以忍受的。上床睡觉时，真是没有道理非得忍受他的大肠释放出来的腥臭气味。这事本来就已经够粗野了，可当他真的在床上放屁，而且还自以为很好玩的时候，我真是怒火万分。哪怕我们已经分床睡觉六年多了，他还是觉得晚上到我房间里来放上一两个屁再走是很好笑的事情。闻到他的恶臭屁味，我的愤怒简直难以名状。

——霍莉，33 岁，英国公务员

跟丈夫一起睡的时候，我经常会遇到被我自己称为“鲜明”之梦的东西弄醒的事情。我睡得正香，做着妙不可言的美梦，心想：“哇，这么真实啊！我甚至都能闻得到很多气味。”结果却发现自己慢慢醒过来了，发现梦中的那股“鲜明”之气事实上的确是真实的，而且来自就在我身边睡得十分安稳的丈夫！

因此我会发出一声失望的惨叫，猛地一把推醒他。他在一旁享受地睡着，而别人却得忍受他的臭气。我抓起枕头，气鼓鼓地直奔自己的卧室，希望能在闹钟响起来之前补睡几个小时。

——艾米莉，30 岁，国际航班空姐，已婚 1 年知道吗？身边要是没有男人我会睡得更香。我丈夫经常放屁，这让人不胜烦心。他的屁又响又臭，而且他现在也懒得为此道歉了。真是太不雅了。

——匿名网友，www.mamamia.com.au

放屁这事，只是人生小小的一点开心事而已。

——伊安，42 岁，电工，已婚 5 年

床渍

性活动与激情过去后，夫妻可能都会沉浸在激情退尽的余热中，此时，有个小小的问题可能会抹掉爱欲之上的光辉——床渍。

对有些夫妻而言，睡在床渍上根本就不是什么问题。行房后的欢乐可能产生足够强大的力量，使两个人自然而然地轻松入睡，根本不用考虑床单的状况。可是，对另外一些人来说，一整晚可能会因此睡不好，尤其是在寒冷的冬夜里。

床渍的大小各个不一，这取决于性活动的激情，也取决于是否用了避孕套。因此，当两个人的呼吸恢复正常，所有脑部化学物质以及性交后的美好感觉都开始使睡意蒙上两人心头时，如果发现床上有湿乎乎的地方，那就不可避免地会发生一场争斗，决定谁应当睡干的地方，谁去那湿乎乎的地方睡。

对于我们这些讲求实际的许多人来说，如果采取防范措施，则可以避免出现床渍的麻烦。事先拿一块毛巾也有助于吸干，可这样做的话又不太浪漫，甚至有可能打消此事隐含的自发性。事后很快地加铺一张干净床单也能解决问题，可是，行房之后人都不大愿意起身去忙这样的事情。

女性觉得，男人应当有骑士精神，应当自告奋勇地把干燥处留给自己，可是，现在讲男女平权，这方法在妇女解放运动的思想家们看起来并不真实。

> 行房之后，十有八九该我睡在床渍上。我家那位每次完事后分分钟就睡着了，而且睡得很沉，根本都喊不醒他。我觉得他可能并不是有意地，可是，有很多次，我只好去找来一条毛巾或尿不湿垫上，这样才不会睡在冰凉凉的床渍上。我知道这听上去有些少见多怪，可是，结婚六年之后，激情消退了许多，我觉得在这样的事情上还是现实一些比较好。
>
> ——萨姆，32 岁，行政助理

> 我妻子有时候会在床渍的事情上大惊小怪，完事后让我换到另一侧去睡，这样，我就只好睡在床渍上了。当然，虽然我很快就睡着了，可还是不习惯睡在床的另一边。
>
> ——本，36 岁，建筑工人

就算分床睡觉，也不能完全解决床渍的问题，只不过是让两张床上都有了床渍而已。问题在于，分床睡觉的夫妻要面临的是，哪个晚上让谁的床上产生床渍比较合理。

有好几次，因为刚刚换上了新床单，我就想办法哄丈夫去他床上行房。他花了好长时间才明白这里面的道理，因此也开始跟我玩起这花招来了。“谁的床今天得沾点喜气”之类的争执，并不会影响到我们行房，可是，这会让选择地点变成比较麻烦的事情，需要动更大的战略脑筋。我们大多数时候都会一笑了之。

——维基，46岁，行政助理，已婚12年

和盘托出

人们不想当众说起的最后一个禁忌话题是，穿什么样的衣服上床。说得更具体些，哪些衣服是你不会穿着上床的。床上衣着千奇百怪，有的人从头到脚踝都包得严严实实，有的只穿内衣入室，还有一些直接就光屁股上床。

关于光屁股上床的行为，人们已经给出很多理由：

1. 自由与舒适的程度更高。

2. 可以保持对室温的自我调节。

3. 不想让自己的晚礼服缠在身上不舒服。

4. 与配偶肉挨肉的感觉。

5. 少洗些衣服。

6. 大家说好肉挨肉的。

如果双方都对光屁股睡觉并无不爽的感觉，那真是一夜平安无事。可是，有些人从小就是在教养严格的家庭里长大的，若在床上一丝不着，会让他们觉得很不舒服。我们在生活中的其他许多方面都会看到，人总是会把一大堆道德伦理教条强加在别人头上，方便对别人的言行指手画脚。对有些人来说，在所有时候都应该穿着衣服，这是他们从小到大的习惯，因此，光屁股上床对他们来说就会产生很大影响。有的时候，一些人就是不愿意挨着别人的皮肤，这跟日常生活中别的情景是一样的。

2002 年，我遇到了我第二任妻子，两个人很快进入角色。她喜欢光屁股睡觉，所有时候都这样。家里来了客人，或者孩子就在旁边，她都毫不在乎。假如她上床，一定就是光着屁股的。我曾因此问过她，让我吃惊的是，她觉得我这样的人应当去接受启蒙教育，而且她是对的！

一开始我有些不自在，在她家和在我这里都是这样光着屁股睡（我经常去她家借宿，有时她也来我这里借宿）。

可是，她就是不在乎，无论穿什么衣服上床她都不会舒服。这样，我也只好光屁股睡了。

——安迪，42 岁，已婚 6 年

交了男友后，我不再光屁股睡觉了。并不是因为自己不想光屁股睡，而是因为他坚持要我穿着衣服上床睡。我不知道这里面到底隐藏了什么重大信息，可是，我却不再给他发送任何重要信息了，真的是这样。

——利伯婷，29 岁，www.albertastars.com

早晨，身后有我男友那软不拉叽的东西贴着我可真不是什么浪漫或性感的事情。对我来说，现实的情况是，它会影响我与人类亲近的能力。我觉得这样会产生一种脱敏效果。

——佳丝汀，32 岁，市镇规划人员

关于分床睡觉的很多现实情况，我跟大家就只能说这么多了。无论是好的一面还是坏的一面，我在这里说到的，都只是冰山一角。这是因为每对夫妻各个不同，生活当中不同的时期会遇上不同的问题。这些彼此间的差别才是讨论此事时必须要考虑到的。

下列所说的每一项“坏行为”，人们听到后会产生各种各样的反应。有的说：“哎呀我的老天，这事我明白，这正是我不能跟配偶再同床睡觉的原因啊。”再有的人会说：“我的天啊，怎么会有人为这样的事情争吵？都洗洗睡吧。”我把这些行为列在下面，目的是要突出一点：夜复一夜地跟某个人同床共枕，真不是一件容易的事情，也就是说，对任何人来说都不是一件容易的事情。

下面是美国国家睡眠研究会2005年进行的一项全国调查发现的一些有趣事实：

1. 夫妻双方如果有一位发生睡眠障碍，75%的情况下，另一位也会发生睡眠障碍。

2. 假如有一方打鼾，另一方每晚会平均少睡49分钟。

3. 超过三分之一有睡眠障碍的人都说，这些睡眠问题会造成两性关系的麻烦。

4. 有四分之一的夫妻承认，他们的性生活也会受到睡眠障碍的影响。

5. 有睡眠障碍的夫妻当中，23%的人最终还是分床睡觉。

停下来思考一下……

1. 本章提到的那些行为，是否有一种影响你夜间睡觉？比如，床上有多少床毯子/被子？羽绒被有多厚或有多薄？室温多少？窗户是开着还是关着的？电扇是开着还是关着的？空调是开着还是关着的？如果开着，调到多少度了？

2. 你跟配偶谈过是什么原因让你睡不着吗？

3. 如果配偶吵醒你了，后来你是如何又睡着的？

4. 如果一方的睡眠行为让对方睡不着觉，另一位是否会另找一处睡觉？如果是这样，是否已经为此做好准备了？做了什么样的准备？

5. 你的睡眠行为当中，是否有一项就是两性关系中发生争吵的原因？

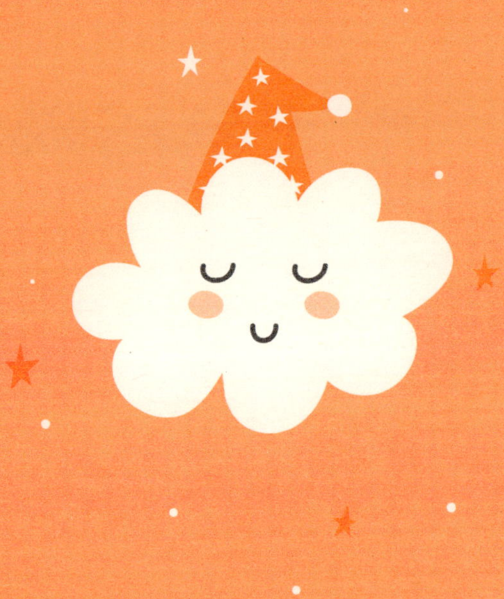

第四章

睡眠与两性关系

跟另外一个人同床共枕是有潜在风险的事情，可是，我们既然已经走到这一步了，已经钻进了床上，那我们可能会问这样一个问题：接下来怎么办呢？对此问题的回答，也许简单，也许很不简单。人是世界上最复杂的动物，而两性关系的深层又是一潭浑水，当我们蹚进这潭浑水，面对没有预料到的麻烦问题时，拿出的答案常让自己和对方都万分惊讶。

对某些夫妻来说，友好地分床睡觉并不是什么麻烦的决定。这办法有道理，符合逻辑，对两性关系的保障也并不构成什么威胁。可是，对另外一些人来说，这样做会引起深层恐惧，表现在抗拒、内疚、背叛和羞耻感中。对一些人来说，同床睡觉的仪式和意义非常重要，假如两性关系中的这一部分受到挑战，婚姻的四墙就开始分崩离析了。

不同的睡眠习惯

本书提供的很多建议，或者你想与其他人讨论的建议，必须放在具体的情形、自己的需要、配偶的需要以及两性关系的需要中考虑。人的需求会变，正如人本身也会变，配偶也会变，生活情形也会变，财务状况会变，事业也会变……我相信大家明白这个道理了。每个人的两性关系都是预定的，因此，你的决定一定与别人不同，就像定制的高级女装一样独特。

本章总结的一些关键步骤，是你做出困难决定而又要保护两性关系时必须采取的。我会一路提供一些小小的提示。所有这些，目的都是让各位开始思考，看看如何改变睡觉习惯。

如果觉得准备跟对方分床睡觉会妨碍二人关系，那你得在此事上保持诚实，并做出一个决定，看看为什么事情会是这样。对某些配偶来说，分床睡觉是高风险决定，对方可能对此产生强烈的情感反应。

首先，我们得思考一下，和对方睡在一起（或者分床睡觉），这里面有多大的意义？对我和我丈夫来说，每天晚上都睡在同一张床上，对我们两个来说都不是什么大事，因此，同床睡觉的意义差不多等于无。可是，我们都定了一套规则，决定如何在床上共度一段时光，如何跟对方说晚安，早晨起来如何跟对方接吻道早安，这些规矩却是相当重要的，因为保持密切的身体联系对我们意味着很多。

同床睡觉的行为，里面到底包含多少情感的依赖，不同夫妻之间的看法很不一样。紧挨着另一个人睡觉易于受到攻击，可这正是密切行为和高度信任的标志。因此，假如不再想跟配偶睡在一起，这是否意味着你不再相信对方，也不再想保持那种亲密感？人若无法区分情感与实际生活，我们就很容易让对未知事物的恐惧演变成内疚和羞耻感，这风险太大。

知道别人也有分床睡觉的事情后，我就不再为分床睡觉的事情内疚了。假如睡不好觉，早晨起来会头疼，一天都没有精神……某些亲密感再也找不到了，可是，这总比每天早晨起来气鼓鼓的好得多。

——戴丝，www.mamamia.com.au

我们分床睡觉不过六个月，可是，内心里还是感到内疚，生怕这事最终会让我们分手。可我又告诉自己，假如非得要分手，最终还是会分手。分床睡觉应当不是导致分手的最后原因。

——安娜，44岁，高级经理人，已婚20年

最开始很不好受，因为感到内疚。可是，由于双方都睡得很好，第二天起来感觉好得多，我们两个就都明白了，这才是正确的决定。

——梅，66岁，已退休，已婚40年

假如分床睡觉之所以成为一个问题，是因为这样会对两人关系产生负面影响，使安全保障和稳定感没有了，那么，比较聪明的做法是，先看看两人关系的这一层，然后再做分床睡觉的决定。先要确定自己是否有恐高症，然后再去买票登上摩天轮。同样，先盘点一下两人关系中的信赖和彼此投和的基础，然后再决定是否要分开睡觉。

有些人会经历这样的两性关系发展期，在事情没有解决之前，他们会一起外出，然后分开睡觉，可是，决定永久性地分床睡觉却是完全不同的一种游戏。我本人并不是人际关系方面的合格专家，可是，我很自信的是，先得把两人关系理清楚，然后才能谈到是否分床睡觉。这样做的好处是，可以防止分床睡觉的愿望与两个人正在想办法处理的其他问题混在一起，避免让对方误以为分床睡觉就是解决其他问题的办法。因此，在决定装修备用卧室前，也许应该考虑一下，自己对成功婚姻的设定是怎样的。

生活当中做出的很多决定，基本上都是优先考虑促成的。什么是优先考虑，经常是我们的下意识里决定的，并不会直截了当地表现出来，但是，这些优先考虑总会影响我们的决定。例如，假如我们决定减肥，午餐多半不会再去吃汉堡肉饼，因为我们的优先项是不再吃含高热量的食物。可是，假如你情绪不好，想在食物中找到安慰，那就会吃肉饼，因为优先项是让自己通过立即的满足来感觉好一些。

我以前弄砸过一次（跟睡觉没有任何关系），事后我明白，要是睡不好，我会把生活弄得一团糟。两人分手是难过的事情，拖了很长时间，因为睡不好觉，我最后得了轻微抑郁症，有临床诊断的。不过，我的确也吸取了教训，那就是——我人生最大的优先考虑就是得睡好觉。这一点不容商量。我非常喜欢现在的新伙伴，得知我在睡觉的事情上没有让步余地，很快就明白了其中的道理。我们每周分床睡觉三到五个晚上，如果需要，还可以分开更长时间。两个人的关系刚刚开始不久，说这样的话我是冒了相当大风险的，可走运的是，他很快明白我的状况了。说老实话，他很快就接受了这样的事实。有些晚上，如果他睡不太好，会打开手提电脑工作一会儿，或者看看电影，直到想睡为止。有空间和自由这么干，他也乐得其成。

——梅蒂，35 岁，保健专业人士，已婚 6 年

我们从最开始就是这么做的，每周分床睡觉一两个晚上。可是，有了第一个孩子后，每晚分床睡觉就是必须如此的事情了。我们两个都由于特别的原因，绝对非睡好不可。我是外科大夫，第二天要做手术，因此必须睡好。另外一些日子，玛丽也需要睡得好，这样她才能有劲带孩子和忙她的工作。我们的办法很简单，两个人轮流在楼下的房间里睡觉。这样做很现实，也是必需的。

——约翰，33 岁，已婚 3 年

既然现在已经有了自己的床和卧室，那我就不会轻言放弃了！我很喜欢把自己的卧室门关上，在自己的空间里

放松和思考，然后休息。这样的生活让我觉得充实和富足。每天晚上，没有比钻进自己的卧床更让我开心的事情了，因为我明白，自己会一觉睡到大天亮，没有人来打扰。能够在开放式衣柜间里摊开四肢，那绝对是另一重快乐。到时候，假如生活真的再为我带来一位伴侣，那他一定会开心地适应两张床、两间卧室的现实。

——维龙尼卡，50岁，结婚25年后离婚

所以说，假如准备跟对方谈起分床睡觉的事情，那最好先盘点一下两人关系中最重要的东西，然后看看这些优先考虑是不是和对方一样。下面有一些简单参照项目，可以帮助两个人各自确定自己的优先项。

分床而睡的几点建议

看看下面的陈述，然后从1到10给它们打分。要从自己的角度看问题，根据是：你觉得这些东西对两人的关系有多么重要。

1. 我们的二人关系，别人看着是成功的。

2. 为维持良好的二人关系，每天都必须让对方明白你爱着对方。

3. 二人关系中的重要决定，永远都必须由两个人共同做出。

4. 每个周末都要在一起度过黄金时段，这一点很重要。

5. 良好、定期的性生活是二人关系中的重要部分。

6. 我和对方应当平等共担家务。

7. 每天都要与对方保持亲密的肉体接触，这对二人关系非常重要。

8. 在财务方面保持二人意见一致，这对二人关系很重要。

9. 若有争论，双方都不应该在解决问题前上床睡觉。

10. 良好的二人关系，应当允许每个人每周都有某些空间单独忙自己的事情。

你觉得对方会怎么给这些说法打分？跟你一样吗？你会请对方来做这个参考分析吗？如果是这样，那你可以对照一下答案。看看你和对方在哪些活动上打的分不一样，这样做，可能会为双方提供有趣的高见。

提示 1：花点时间找出各自在二人关系中的优先项

二人关系中的优先项，与分床睡觉存在重要联系。如果最大的优先考虑是能够在想睡觉时睡觉，并且以自己喜欢的方式睡觉，这样才会感觉睡好了而且身体健康；而对方的优先项是要在同一张床上睡觉，因为这样就代表成功的婚姻，那你们两个要想达成一致意见就比较困难了。笔者为撰写本书而采访过的很多人，都把分床睡觉的事情瞒着亲朋好友，因为他们的优先考虑是要展现一对幸福和正常夫妻的形象。可是，也有另外一些夫妻对此保持开放态度，因为他们的优先项是要睡得香，而别人怎么看待自己的二人关系则不那么重要。

上班的时候我曾对人说过，我们二人已经搬到各自的房间睡觉了。但是，这话我永远都不会对父母讲。为什么不呢？在父母眼里假如我们不是睡在一起，那一定是二人关系出了什么问题，这让人感到羞耻。虽然发现这么做让人身心解放，可是，如果把这些事情告诉别人，我还是感觉不太舒服。

——安娜，44 岁，高级经理人，已婚 20 年

我对这事没什么可隐瞒的，因为我觉得这样对我们两个都好。我最关心的还是要睡得好，这样才能应付生活。我知道我们两个人都感觉很好。

——夏洛特，24 岁，教师，已婚 1 年

因此，在二人关系中，谁的优先考虑才是正确的呢？嗯，当

然，两个人都不对，两个人也都对。优先考虑毕竟只是优先考虑，假如开始思考谁对谁错了，那就会与对方的优先考虑产生对抗或竞争。可是，这些差别都必须加以讨论，加以澄清，有时候还必须相互做一些让步。这并不是说，某一方就得放弃自己的优先考虑。常有的情形是，必须认真讨论此事，拿出有创意的解决办法，这样的话，可能双方都比较容易接受对方的优先考虑。

另有一处不同会影响到夫妻双方，而且会导致彼此间的冲突，那就是各自需求不一样。由于睡好觉对你来说是高度优先的考虑，因此，我可能做出妥协，就分床睡觉吧。可是，你也要妥协，你得告诉朋友们，说我们之所以分床睡觉，是因为需要这样做的理由不方便跟人说。人的需求不同，也会表现出优先考虑的不同。

与本书涉及的许多话题一样，在二人关系中，如何发现、商讨和管理自己的优先考虑，可以用不同方法加以研究，也可能是我们想要认真看待的一件事情，这取决于各人的具体情形。考虑二人关系以及个人的优先考虑都有哪些，看看这些考虑与对方的考虑有何不同，这有助于我们决定分床睡觉是不是一个可能的选择。

丈夫打鼾，我跟他一起睡不着，就搬到备用卧室里去了。他睡在主卧里，因为是我要分床睡的，所以就把好些的房间给他了。为什么这么做呢？因为我最关心的是自己得睡好觉。我们的新房子将会有两间主卧，两个主卧里都有洗手间，那就是我们各自最新的优先考虑。

——妮娜，41岁，人力资源部门高管，已婚15年

第二次怀上孩子后，我就明白每晚得睡好觉了。我好累，每天晚上7点就困了。我得睡好，还得有自己的空间，这样我才能横躺在床上。只有这样睡我才觉得舒服。他试着跟我一起睡，又抱怨自己睡的地方太小，所以我要他回他自己的房间去睡。他打鼾吓死人，好像身边睡着一台拖拉机。如果跟他睡一个房间，第二天我什么都干不成。也许，将来我们可能睡到一起，但目前我最想要的就是睡个好觉，因此，我们两个只好分床睡。

——夏洛特，24岁，教师，已婚1年

提示2：不要低估（也不要高估）情绪反应

假如不是直接跳到本章来看的，那你到现在一定已经明白，分床或分房睡觉时遇到麻烦的，绝不只你一人。夫妻可能是晚宴上的圆满主人，他们在花园里度过几小时愉快的劳动时光，或者是桥牌玩家中的最佳搭档，可是，每天晚上都要在一个狭小的空间里一起过日子，却是另外一番光景，因为此时，两个人都累极了，都处在最容易发脾气的时段，因此反倒成为夫妻最难应对的一段时间。

共床出现的问题，可能是一方引起的，也有可能两个人都有问题。很显然，假如是双方共有的问题，那么，通过分床睡觉来解决问题就容易多了。可是，假如是一方引起的争吵，另一方根本不想分床睡觉，那通过分床睡觉解决问题就困难得多。

我丈夫觉得，我无法跟他在同一张床上睡觉（他打鼾）是我的问题。他很高兴跟我一起睡，可是，我跟他一起睡却不开心。我感觉到两个人的关系已经受到负面影响了，可是，这事情却被认为是我的错。不过，时间长了，他也明白：两个人都睡好觉是多么重要。

——艾米莉亚，41岁，两个孩子的母亲，已婚12年

我觉得他在尝试着承担责任，可是，我并不觉得他完全明白这事如何影响到我了。我私下里觉得，他以为这一切都是我在无中生事。

——路易丝，48岁，教师，同居7年

我丈夫经常失眠，好多年了（我们认识之前就这样了），因此往往在小事情上发脾气，而且这也没有什么好办法来解决。他倒是愿意分床睡，我有时候的确也去另外一张床上睡觉，可真不喜欢这样。在我看来，如果这样，

那就是彼此间的房客关系，而不是婚姻了。我喜欢两人在一起的私密感觉，如果他让我去另外的房间睡觉，我会觉得遭人遗弃了。他的确跟我一样非常喜欢抱着对方，睡前睡后都是这样，他只是希望在睡觉的时候彼此分开。

——CJ，www.mamamia.com.au

如何开始谈话解决此事，取决于是两个人共同解决此事还是单方要求分床睡。可是，无论是哪一种情形，都要求我们诚实地把问题摆上桌面。

我们目前是如何跟对方谈起比较麻烦的事情的？解决棘手的问题，对你来说是轻而易举，还是说把两个人的感情公开后会引来一场危机？我们要与配偶一起来做出高风险的决定时，首先必须要对自己诚实，必须自己先问清楚自己，然后才有可能两个人一起来做出“有意义和重大的决定”。

前面说过，谈起这件事情，会把某些情感因素摆上桌面，无论两个人到底处于什么样的关系状态下。我跟丈夫两个人都睡不好的时候，两个人都意识到非分床睡觉不可了，可是做出最终的决定时，头一个星期我还是止不住流眼泪。我担心得要死，不知道这样做会对两个人的感情造成什么样的伤害，因为之前我从来都没有想到过非得跟丈夫分床睡觉不可。我们是不是两个怪人？这办法有效吗？两个人交往才半年，这样做会不会结束二人关系？当时，这些都是相当重要的问题。

> 多年以前我们第一次做出决定每周分床睡觉几天的时候，就出现了“这样做行不行、这是不是什么问题的先兆”等问题，可我觉得，最终还是讲求实际的原则胜了。
>
> ——尼尔，46岁，人力资源经理，已婚19年

跟对方谈起涉及感情的事情，我们对对方就这种性质的讨论有何反应是否有把握？告知对方坏消息，或者会产生不利影响的消息时，我们能否自信和有保障地预测他们的反应？

两人相处的时间越长，就越能够预测自己和对方对这类讨论的反应。可是，对某些事件和消息，我们自己的反应时常会让自己吃惊，因此无法完全预测对方的情感反应。这样的话，对对方的反应，我们也应该给予同等的灵活看待。提起这些事情，可能比我们预料的更容易激怒他人。虽然对无法预测的情感反应我们无法做好准备，至少应当记住，对方的反应可能不是我们预期的样子，这样，我们至少会得到预先警告，或者有所提防。

提示3：对于同床睡觉引起的麻烦，我们就应当计划好如何跟对方沟通

真的准备跟对方谈起睡眠安排的事情时，容我为大家提出忠告，千万不要在毫无计划和准备的情况下贸然提及此事。

最起码的底线是，假如对方打了一晚上鼾，磨了一晚上牙，或者整晚看电影弄得你一点没睡好，那就不要一起床就提及此事。如果这样的话，你多半不会处在最佳的情绪状态下，因此不便在此时提及此事。直话直说吧，此时你可能连正常的话都不会说了。情绪镇定，言行合一，这是开始商讨事情的基础。所以至少要等到自己睡好了，情绪处在理性状态下的时候再议事。

任何合格的婚姻咨询师都会对你说，无论处理哪一种人际关系问题，都需要有责任心，都要费力气，都要有耐心、意志力和良好愿望。面临挑战，非得与对方谈起分床睡觉的事情时，我们需要回到这些最基本的条件上来。先了解各个细节，有了这样的原则，才好把想法顺理成章地表达出来，因此，就让我们从这里开始吧。谈及分床睡觉，我们要说清楚方式、理由、时间、地点和内容。

沟通方式

一开始，我们得考虑清楚如何跟对方交流。良好的二人关系，基于总能够有效地彼此沟通。可是，你和对方都是一流的沟通高手吗？而且，坦白地说，你如何能够自信自己就是高手？

本书当然不准备深入讨论夫妻双方应当如何沟通，有无数的书籍和咨询人员可以帮助我们解决这类问题。这里再说一句废话：你和对方沟通的方式，只对你本人有效。不过，我自己多年的经验告诉我，分床睡觉是需要很多沟通的。

我期望对方诚实。假如丈夫出了麻烦，那就我们两个人一起来解决、商量此事，看看大家一起能做点什么。他曾暗示说，他想我们睡在同一间房里，彼此会感觉更亲密一些，可是，我睡觉喜欢横躺在床上。我们谈过买张特大号床的事情，可是，他打鼾的问题我却不知道如何解决，因为他打鼾实在太厉害了。我们的确谈及此事，在两个人各自有什么样的感觉上，大家都开诚布公。我也试图从他的角度看待此事。因此，事情实际就是要公开和诚实地交流而已。我无法知道他内心里想些什么，因此，他需要感觉自信，应当把他对我们两个因此事如何安排的想法和盘托出。

——夏洛蒂，24 岁，教师，已婚 1 年

同床睡觉是两性关系的核心内容，谈及改变这个做法时，我们都要现实一点，不能期望太高而让自己失望。假如进行复杂的谈话并非自己的强项，那就把事情弄得简单些。假如以前从来都没有过极私密和彼此都能受益的谈话，那就不要期望这次会有。成功完成复杂的谈话是一门技巧。正是这个原因，联合国的谈判专家都会有很高的报酬，全球各地的咨询专家也会赚到大笔钱，因为他们专门教别人如何成为顶尖谈判高手，如何进行“劳神费力的”商谈。可

是，我敢肯定，这些人跟自己的配偶谈话时，有时候也会出错，正是因为涉及深层情感的两性关系有太多不可预测的内容。

心理学入门的基本内容是，大多数人都会避免与自己所爱的人（也许还包括其他许多人）进行麻烦的谈话，因为这会让人感觉不舒服。不幸的是，回避麻烦的事情只是在推迟痛苦，积累怨恨。心存积怨是大大不利于两性关系的。对任何人的行为心生怨恨，都会慢慢积累一团怒火，无益于任何性质的人际关系。

我明白，我们两个人的关系存在很多问题，一个重要的原因是两个人沟通太少。虽然二人关系还没有到无可挽救的程度，可是，因为他不像我这样乐于谈及问题，我就很是生气，当然我也明白这是一句废话：女人总是比男人更爱说话。我们分房睡觉，他并不是万分开心，可是，我已经三番五次跟他解释过，因为现在睡得很好，我的感觉也好得多。我们分房睡觉的事情他并不十分开心，对此我深感内疚，可是，由于他不肯对我说任何话以表明他理解我的情形，我又十分生气，满肚子怨气。我最近看到别人说的一句话，说婚姻不是名词，而是一个动词，不是你从中能够得到什么，而是你能够在里面做些什么。所以，我猜我们只不过是在婚姻中做样子，总是在原来就有的问题上摆弄新花招。我不断地对自己说，重新开始吧，要想办法向他说明，我们能够解决好此事的。

——克里斯蒂娜，35 岁，有工作的母亲，已婚 10 年

与人共享一个狭小空间，会因各种原因而积累怨气。常见的例子是处理日常家务时因方式不同而产生的摩擦。比如倒垃圾，换厕纸，整理洗碗机，挂毛巾，面巾纸扔床上等琐事，谁没因为这些杂事让对方生过气呢？

尽管这都是些琐事，也有可能产生潜在冲突，大家有时不出声就闷在心里了，可是，如果跟其他虽然不相干却也招人怨恨的行为混杂在一起，尤其是当我们工作一天累得要死时，会发现自己的脾气会突然爆发出来，哪怕起因只是鸡毛蒜皮的小事，结果让对方莫名其妙。人的怨气积存太久，就会猛然迸发，如同埃特纳火山经过 50 年蛰伏期后会直冲云霄。

假如对方让你睡不着，或者经常打断你睡觉，或者干涉你布置房间环境的要求，但你又不告诉对方，那对方如何知道这些呢？

我知道自己打鼾，也没有因此而自豪。可是，如果我已经睡着了，怎么可能知道别人整晚上睡不着觉是什么感受？我已经睡着，可她觉得我应当理解她的感受。对不起，我真的不知道她有什么样的感受，对我大吼大叫也不能帮上什么忙。

——克里斯，38 岁，已婚 8 年

到了更年期后，睡觉总是断断续续，而且越来越容易醒来。虽然我知道这可能是自己情绪起伏造成的，可是，我觉得丈夫也因为脾气越来越坏而进入了另一个更年期。我反复不断地问，到底他在烦什么东西，他最终才对我说(实际是大喊大叫)，他已经有三个月没有睡好觉了，因为我最近睡觉的行为越来越古怪，而且体温高得像火炉。我听得目瞪口呆，又有点生气，就指出，他说的这些对我来说都是新闻，他早就该告诉我的。我感到十分尴尬，又气又急，同时还觉得无助。但愿他以更温和的态度对我说起这些来，我也意识到这事是我自己无法控制的，当然也让人很烦。他说，他也感到很是尴尬，因此不知道如何提起此事来。老实说，我们已经结婚29年，你会以为，我们能够轻松地解决此事。

——尼可娜，55岁，零售商，已婚29年

假如夜间睡不着觉对自己产生了负面影响，而你又感觉这的确是个问题，那么，很简单，这就是个问题。

有些夫妻会很自豪地谈及他们了不起的“床上生活”，哪怕彼此有些怪癖，总体也能够维持下去，因为好的夫妻就应当这么做。这些人说的话，会让你觉得自己应当更加努力来解决睡不好的问题，因为别人看来能够解决此事。可是，假如睡不着觉的事情妨碍你白天的工作，也妨碍一般意义上的生活，那你应当明白，这足以使两性关系出现重大问题。

麻烦在于，要相信自己的感觉，自己理清这些感觉，找到合适的词语来清晰地解释自己遇到的事情，然后想办法以温和的方式跟对方说清楚，让对方相信你说的话。可是，这话说起来容易做起来却难。

我每天晚上都睡沙发，丈夫有点不开心。他对我说，我们就好像室友，大家一起住个套间而已。可是，他打鼾，睡觉翻来覆去，每天晚上弄得我睡不成觉，就连白天带孩子我都没力气了。我想办法让他坐下来谈话，把头天晚上被他打青的地方露出来给他看，他感到万分惊讶。我知道这事我们只能通过有目的的交谈说清楚，我觉得这事只有进行这样的谈话之后才可能解决。那次谈话后，他明白我为什么做出在沙发上睡觉的决定了，可是，还是需要真实的交谈。

——卡罗琳，30岁，摄影师，已婚7年

我们都希望得到尊重和认可，尤其对于我们生活中很重要的一些人，包括伴侣，假如我们告诉对方自己有什么样的感觉而对方又不相信，挫折感就会积存下来。在两性关系中，自己操心的事情如果对方不理会，就会慢慢磨掉信赖感和尊重。

假如对方并不相信我们的睡眠受到妨碍了，那就得想出证明事实的办法来。可以找第三方来确认的确存在让人烦心的行为，可以录下打鼾的声音，可以把过分的睡姿拍下来，或者也可以记下日记，说明对方吵醒自己了，这些简单办法都能达到效果。如果实在绝望透顶，不妨利用电影里面使用的那些器材，架起一台摄像机。这些办法虽然有点过分，可铁的事实会促进双方的交流，远远胜过空口无凭的抱怨和怒气冲冲的埋怨。

> 最近，我们跟一位朋友一起住进了宾馆的同一个房间，为的是省点钱。这位朋友睡着就立即开始打鼾了，我丈夫万分惊讶，说谁受得了这样打鼾的人。他向来以为我这么多年来一直是在夸大事实，现在好了，轮到他需要吃药了。
>
> ——萨什，www.mamamia.com.au

> 这事听起来有点小孩子气，可是，因为丈夫继续认为我是在夸大事实，认为他打鼾没有那么吓人，我就真的把丈夫打鼾的声音录在手机里面了。我为这段录音起名为“今夜狮子之眠”，在他自己听得目瞪口呆的时候，我就感觉到了一丝满足感。后来我们谈话，说我每天晚上睡不好，显然他就感觉不一样了。

——露露，42 岁，法律界职业人士，已婚 6 年

我丈夫晚上睡着了会在床上玩杂技，几乎每次我都会被惊醒，因为他会把被子全都卷到他身下，或者再翻一次身，滚到我身边来。我得让他看看自己在床上的残酷行为，就起身开灯，弄醒他来看看他自己在床上的模样。第一个晚上，他只是觉得此事很好笑，因此看过之后又回头睡着了。到了第四个晚上，他开始对我有些发毛了。可是，事情并没有过去，到了第六个晚上，他就感觉出，一晚上被人吵醒好几次的确没有什么好笑的。

——佳丝汀，32 岁，市镇规划师

因为诚实，你才与对方谈起这个话题，而在事实和情感两个方面的诚实，才是谈论此事最重要的部分，可是，也不能拿诚实当不尊敬和蔑视对方的借口，更不能借诚实之名把与对方在其他方面的矛盾扯进来，因此要求分床睡觉。的确，我们需要跟对方说清楚自己的感受，把真相告诉对方，可是，选择字眼时，也得照顾对方的感情，因为有些话说出口了就再也收不回来了。描述一种行为的时候，也许应当尽量少用些形容词。

道格拉斯·斯通、布鲁斯·巴顿和席拉·欣写过一本书，书名为《麻烦的交流：如何讨论重要的事情》，这本书提供了很多有见

识的观点，说明为什么人们无法就麻烦的话题进行有效交流。这本书区分了三种次一级的交流方式，是任何麻烦的交流中都会有的。其中一层是“到底发生了什么事情”。这一层的交流考虑的是，在有争议的事情上面，真相到底是什么，并说明大家都认可的事实对不同的一方来说可能有完全不同的含义。

每天晚上在床上发生的事情，你知道真相，对方也会知道。对于每天晚上发生在床上的问题如何解决，你自己有一个说法，对方也有。我敢肯定，你们一定已经讨论过你那个版本的事实与对方对不上号，可是，你们两个都会热心地辩护自己的版本，认为那才是最真实和最准确的描述。这话听上去耳熟吧?

真相是个有趣的概念。我们都感觉自信的是，自己看到的人生才是真相。毫不奇怪，我们的世界观很可能就是微不足道的一种自我中心论，因为人都受自我驱动，本能让我们为自己相信的事情而争斗。我们观察人生的眼光，会受到价值观、道德观、判断力、文化影响及社会规范的制约。我们往往还相信，自己很清楚他人为何做出那些会影响我们的选择，因为我们都试图想象自己处在那种情形之下会做什么，从而使对方的行为合理化。这种代替他人想问题的习惯，一定会酿出苦果来。

这都是些常见的人类行为，假如我们并不真切地思考如何让对方参与进来，不倾听对方的意见，然后就擅自推想一次交流的内容和结果，那我们一定会踏上灾难之路。巴顿和欣指出了麻烦交流过程中处理“事实”时的三种情形。

真相在握——我们时常忘记质问一个关键的假定：“我是对的，你是错的。”只有一个办法可以阻止我们自以为是，那就是——我并非总是对的。麻烦的交流从来都不是如何找出真相，而是相互冲突的概念、解释及价值。这些交流不是关于什么东西是真实的，而是关于什么东西是重要的。

臆测他人——这个错误很简单，假定自己知道他人的意图而实际上我们并不清楚。意图是看不见的东西，因此，我们就根据自己所知的生造出意图来。

责怪他人——我们犯的这第三种错误是，很多麻烦的交流都把很大一部分精力放在应该责怪谁的事情上。无论事情有多糟糕，责怪对方都只会转移我们的注意力，使人弄不清楚为什么事情弄砸了，以及如何补救。应当专注交流本身，这样，我们才能明白问题的真实成因，并据此拿出纠正错误的计划。

确信到底哪里出了问题以及如何解决问题之前，应当让自己产生一丁点好奇心，看看对方是如何看待同一个问题的，这样的话，我们才能确信，自己的想法不会因为没有弄清楚事实而造成更大误会。我们是否真的知道，同床睡觉对对方是否构成一个问题，或者说，对方是否已经做好思想准备，要来与你认真谈一谈？

启动一次交流的好问题包括：你觉得我们一起睡觉好到什么程

你可能想这样向对方说	不妨这样换个说法
亲爱的，你打鼾都让人要发疯了！我完全没有办法睡觉！	我睡觉不踏实，你在夜间打鼾的时候会不断吵醒我。因为晚上睡不好，我白天都没有办法工作了。
为什么我每天晚上得戴上耳塞而你却可以躺在那里像河马一样打鼾？	戴上耳塞，你打鼾我就听不到了，可以睡着。尽管如此，连戴三天耳塞，我的耳朵就发炎，耳朵发炎，我就没有办法睡着了。
你晚上再偷偷把被子卷走，我发誓一定要亲手杀了你！	你晚上在床上翻来覆去的时候，经常会把我身上的被子卷走，这样我会冻醒。因为这样的事情一晚会发生好几次，我睡觉就断断续续的，这样，第二天哪来精力去带孩子呢？这事让我心里很不好受。我不想产生这些不开心的想法，可是，人睡不好就会这样心情沮丧。
请别再起这么多次夜了，真是烦死人了。上床睡觉，不起夜会死人啊？你看我就不起夜嘛。	你晚上起夜会吵醒我。而我醒了就再也睡不着了，因为不知道你什么时候会再次起床。
你干脆跟手提电脑 / 智能手机结婚算了，这样你们就可以永远不分开啊。	你晚上在床上用手提电脑时，打字的动作和电脑发出的声音虽然不是很响，可还是让我睡不着觉。我每晚非得好好睡上七八个小时，上班时才能清醒地思考问题。
你睡着的时候能不能不放屁啊！你的肚子里难道塞满了腐烂食物？	你是否知道，你放的屁臭得比较吓人，让人完全睡不着觉？我真的很是烦心，难得睡着。我在这里睁着眼，你却在那里继续睡，这真是让人生气的事情。

度？就我们的睡眠行为或模式，你有没有什么麻烦？如果有，是什么麻烦？假如我对你说，我每天晚上都没有睡好觉，你会怎么说？

对方会以何种方式交流，也是必须考虑到的。记住对方的交流方式。假如我们以对方熟悉和舒服的方式交流，他们往往不会觉得受到了某种威胁。假如对方喜欢事实，那就给他们事实。假如他们要细节，那就把故事讲给他们听。假如他们对此事的情感内容比较在乎，那就直接表白心迹。有些人喜欢直奔结论，那就请大家至少要看到本章末尾，这样我们就可以清楚自己到底想要什么了。

托马斯·布拉贝里和本杰明·卡雷是《私密关系》一书的作者，他们在书中指明，在人际关系中，意见分歧是不可避免的，但是，冲突却是可有可无的。这个说法基于这样一种学说：高效、清晰的交流会替代抱怨、指责与不动脑筋攻击他人的行为。谈及分床睡觉的事情，有时候，彼此之间可能达不成一致意见，或者谈及此事就大动肝火，可是，尽量避免相互冲突还是最好的办法。另外，再说一次，假如需要如何跟对方交流的更多信息，可以去找些书来看，或者找咨询人员或心理学家帮忙，这些都值得我们多多考虑。

提示 4：实事求是和不动肝火地解释清楚为什么对方的行为会打扰你睡觉

听上去，这可能是个明摆着的问题，可是，对方果真明白他们的行为确实打扰你睡觉吗？对方也许知道，因为自己打鼾，或者把被子整个卷自己那一边去了，早晨起来你可能有些不悦，可是，你有没有在不发脾气的前提下详细地描述过这样的行为对你造成的影响？对方的床上行为，到底有哪些妨碍你夜间安睡？

建议大家花点时间仔细思考一下，看看如何能够清晰明确地跟对方说清楚，为什么跟对方睡觉是一件困难的事情。思考一下，看看如何能够解释清楚对方的行为如何影响到自己，而不是找借口为对方的床上行为而抱怨。请记住，人在夜间做的很多烦心事并不是人能够选择的。人跟人之所以不同，是因为人有千差万别的个性和特征，而这些行为只不过是其个性特征的一部分，而且很多都不是故意的。

假如知道自己的行为影响了他人，我们更倾向于改变这些行为，这当然取决于我们对他人关心到什么程度。

假如对方往往不太细心，或者言行缺乏灵活性，那么，要想说服对方，让他们明白自己的行为对我们造成了不利影响，然后要求对方关心自己，改变他们的行为，这可能是一件特别困难的事情。

> 同床睡觉完全行不通了。他每天早晨四点或五点就起床，然后就开灯去洗手间。为了让他睡好觉，我每天都比他晚些上床，很多会吵醒他的事情都不去做。可他倒好，会吵醒我的事情，他照做不误，对我不管不顾的。因此，怨气在心里积存起来。因为他每天较早上床，因此总处在控制地位。假如他睡着了，我在卧室开灯看书，又会感到很内疚，但是，他干这类事情时似乎完全无所谓。

——凯耶，66岁，同居14年

对于以自我为中心的人，我找不出现成和简单的应对办法。有很多原因致使一些人不太关心他人。我猜测，假如对方并不考虑你在卧室的需求，那他们在共同生活的其他领域也会如此。

下面列举了一些例子，你可以据此重新调整自己的说法，讲明对方的行为如何影响自己睡觉。

大家看出这里面的差别了吧？左边的说法有可能让对方感觉很差，还极可能让他们为自己辩护，因为觉得自己受到攻击了。右边的说法有助于对方从自己的角度看问题。只是列举对方的行为，而不能从自己的角度认真地解释真正的问题，以及这些问题对你产生的影响，无助于对方明白目前面临的问题。

与对方交流才是解决此事的办法，可是，这远远超出我能够提出建议的范围。我希望大家能够帮助对方明白，在每晚睡好觉的事情上，你也是有着自己的权利的。

提示5：计划好在什么时候以及什么地方进行谈话，这样才好让对方处在最愿意倾听意见的心态

何时何地

我把何时何地放在一起，是因为在解决同床睡觉问题的框架内，它们总是连在一起的。谈话的地点在很大程度上由谈话需要多长时间来决定，反过来亦是如此。你可能选择一个特定时间来进行这场谈话，而这多半也限定了谈话得以进行的地方。我们早

先已经说过，最好能够在两人的心态处在理性状态时进行这样的谈话，而且谈话的地点最好能够导致良好的结果，就像成人议事一样。

有个星期五的凌晨，我实在无法再跟丈夫在同一张床上睡下去了，就在凌晨两点半对他大吼起来，我觉得事情并非是我想要的最佳结果，一开始我是这样想的。那个星期，我工作上很是不顺心，顶着压力希望能够在星期五下午完成那份报告。格莱格（我丈夫）因为患了感冒，打鼾比平时更欢，就算不打鼾了，他又开始咳嗽，因此我什么也干不成。不过，他说的所有话，只有他病得何等不轻，我如何如何不体贴人。这样，我感觉更难受了，因此让他从床上滚开。整个周末，我们都没怎么说话。是啊，我也知道，这不是商量分床睡觉的最佳办法。可是，怎么办呢？我也是个人啊。

——玛利亚，38 岁，数据分析师，已婚 8 年

我得了重感冒，本来就睡不着。玛利亚觉得，在某个荒唐的钟点把我弄醒，因为我打鼾或别的事情对我大喊大叫是个好主意。我告诉她说，她这么做缺少思考，因为生病的人是我，而我需要睡得更好些。我明白，我们得就我

们这场婚姻中的许多事情进行商讨，可是，我建议她另外选个恰当的时机。我记得很清楚，有好几天我看见她就烦得要死。

——格莱格，39岁，工程师，已婚8年

从现实的角度看，睡觉被人吵醒这样的问题，不太可能经过一次谈话就能解决掉。有意选择何时何地进行这样的谈话，的确是明智之举。就像上述格莱格和玛利亚的例子，在两个人当中有一方很疲劳，或者都无法进行理性思考的时候提及睡不好觉的事情，显然不太容易成功，因此我们不会推荐这样的做法。

买房子的时候，我们总是会考虑地点，地点，还是地点；跟对方谈起比较麻烦的事情时，我们却要反复不断地自问：何时，何时，到底何时？什么时候谈及这样敏感的话题，我们一定要动脑筋，要头脑冷静，说话要有逻辑。比如，在对方上下班的路上不要谈及此事，对方正好坐下来准备收看自己喜欢的节目时不要提及此事，或者他们准备忙一件你本来就已经计划好的事情时，也不要谈及此事，因为这样对方就无法准时完成事先计划好的事情了。

我们都知道什么时候是对方情绪最好的时候，因此，应当将成功的机会放大到最佳水平，你选择的时机，一定要是对方感觉最好的时候。

根据对方的气质，甚至不妨事先警告，说准备要谈一件麻烦事。这样的话，对方就不会觉得自己中招了。或者，因为对方并没有意识到你想要谈话，就应当安排一起外出去个地方，或者干点别的事情。

至于在什么地方谈，我们也要动些脑筋。假如你觉得公共场所比较好，比如在餐馆或者公共走道上，一定要考虑到对方的需要。假如对方的情绪非常之大，那么，在公共场所谈话就可能让对方觉得无地自容，因此使达成积极结果的可能性大为降低。

周六或周日早晨一起躺在床上，可能是对方休息最好，因此也是最容易进行交流的好时机。对某些夫妻而言，做爱之后的闲聊会提供必要的私密气氛，方便提出这类问题，因为事后双方往往都有很深的信任感。

我还可以举出很多例子，说明何时何地最为恰当，可是，现实问题是，只有你本人才知道最好的答案。假如你看到这里，还是觉得“从来都没有最佳时机”，那你只能咬紧牙关，利用能够掌握的机会，挑出你认为的最好时机和地点，尽可能弄好这样的谈话。

提示6：考虑改变睡眠安排的长短处时，应当诚实以待，明确到底要什么

在事先必须准备好的所有问题中，我觉得下面这个问题最为重要：“到底想要什么？”

我们当真明白自己想要什么吗？你的想法是否仅仅局限于“我

只想每天晚上睡个好觉”，而不是花费较长时间思考如何改变当前的睡眠安排，这样的话，家里每个人都能睡得好，每个人的生活都会更幸福？

作为提出问题的人，我们的确有责任说清楚自己想要的“新世界”到底是个什么样子。只是简单地说“我无法跟你睡在一起”，就会使对方反馈的范围局限在很少的选择中，也会对我们自己构成局限，使我们难以将与对方进行的谈话引向已经设计好的良好方案，而我们本来就是想解决好睡觉问题的。

计划跟对方谈起此事时，对自己想要达到的结果一定要心中有数。你只是想要展开谈话，说明你跟对方一起睡觉有何种麻烦吗？或者你是想要找出解决办法来，因此必须改变当前的睡眠安排？一定要诚实，你只是想让对方确认你所看到的问题，还是说你远远不止这个要求，而是要每晚都有自己的空间？

哪怕觉得已经拥有了所有的答案和“最佳解决办法”，也还是需要准备做出让步，因为事情可能不是对方认为的样子。事实上，对方也许会觉得，那是“最差的解决办法”，尤其是当他们根本都没有参与这样一个思考过程，也没有为做出任何变更进行计划和准备的时候。

这事可能让你大吃一惊，可是，你所看到的解决办法，也许会产生正反两面的效果。两个人同睡一张床，会产生很多矛盾，因为这人不停地吵醒你，可同样地，搬进另外一间房也会有它自身的负面后果。作为有理性和讲道理的人，我们应当做好准备，承认这样做也会有不利的一面，而对这些负面效果置之不理也不是好办法。我们都知道，并非所有决定都能达到双赢的效果。这事难办，可是，生活也正是如此。做出一个决定，我们就应当确保这个决定的所有层面都是经过考虑的，是自己诚实以待的，包括所有好处和不利的地方，这样才能展开顾全大局和能达成结果的讨论。

提示 7：要能准确地为对方描述改变睡眠安排后的情景，明白两个人的相互关系以及听听对方的建议

不要作茧自缚，以为解决问题的办法只有一个。根据对方妨碍你睡觉的程度，可能存在众多解决问题的办法，你可以提议一些办法，对方也可以想出别的办法，只要展开交流就能想出这些办法。如果你最终的目标是分房睡觉，那你也许需要考虑中间的许多步骤。

> 我们有两个精力充沛的男孩子，我们两个整天累得要死，心情郁闷，睡也睡不好，整天穷应付。我们曾考虑过每周分开睡觉几天，这样可以补上没有睡好的觉，后来，这几天就变成了工作日的那几天，再后来我们就想在周末睡在一起，可是，这样还是不行。因此，再后来，我们干

脆分床睡，结果大家都睡得好，两人关系也更亲密，更健康，更和谐，我们两个都赞成分床睡觉。

——卡伦，www.radionational.net.au/lifematters

我们得承认，相对同床睡觉时的诸多不便而言，分床睡觉也许是唯一的好办法，但是我们还是得有些创意，有更好的建议就应该采纳。

第七章专门探索许多其他的办法，用以替代每晚同床的睡眠安排，可是，要找到最适合自己的好办法，则取决于我们熟巧的商谈技能。

每个人特定的环境不同，因此可能要求有多种解决办法组合起来使用。例如，如果每周有三四个晚上分房睡觉，两个人一起睡的时候不看电视。但是，无论最后想出的是什么办法，一定要记住下面这几点：

1. 不要死盯住一个解决办法，因为这个办法可能并非唯一的办法（也可能不是正确的办法）。

2. 发挥创造能力，想想多种可行的办法。

3. 准备好尝试多种解决办法，尤其是当对方提出某些解决办法的时候。

甚至不妨跟他人谈谈此事，因为他人可能提供一个我们自己并不知道的办法。

要争取对方进入自己描绘的新世界，接下来要考虑一下这种经过改变的睡眠安排会如何影响到二人关系。假如对方对两人每晚都一起睡觉的习惯形成了强烈依赖，那就要准备好描述清楚两个人的关系会是什么样子的，而不仅仅是纯粹地描述睡眠安排而已。

蒂娜·特辛纳是美国的精神病医生，她指出："决定分床睡觉的夫妻，需要额外努力每天保持沟通，以何种方式保持身体接触。大部分夫妻要找时间一起商量事情，彼此每天保持联络和一起解决问题，都已经属于很不容易的事情，这是圆满婚姻中必须有的三项日常功课，在此之上，若要分床睡觉，还会添加新的麻烦。"

假如对方觉得，由于分床睡觉而减少身体接触，会被看作二人关系行将结束的开端，那么，此时你需要找到办法来让对方放心，这并不是自己预见或想要的结果。为了减轻对方的担忧，我们能够做些什么事情，便于向对方说明新的二人关系并不会是那个样子呢？请记住，不能因为我们头脑中已经有了一个想法，就排斥对方提出的任何其他想法。

假如两个人马上就搬到各自的房间睡觉，我们是否考虑过失去身体接触机会这件事情如何解决？如果觉得自己实际上不用操心此事，因为想要的一切不过是要睡个好觉，那你可能会发现，当你的确睡得好了，而且也觉得自己处在某种程度的控制地位时，内心里还是希望与对方保持身体的接触。正是这个原因，想办法做出新的睡眠安排时，一定要对所有可能的解决办法保持开放心态，这样才能维持正常的身体接触。有很多夫妻都曾说过，好的夜间睡眠会重新点燃两性之火，所以你要让自己确信：无论就新的睡眠安排做出何种决定，都不能关上维持和改善两性身体接触的大门。

这么说，就睡眠安排而言，你觉得自己的未来会是个什么样子呢？假如这样的安排会造成剧烈变化，那么，两性关系中身体和情感方面的私密部分如何应对？这取决于各人的具体情况。

根据各个人、各对夫妻和各个家庭觉得哪些东西对自己是重要的，每对夫妻也有保持接触的不同方法。在管理睡眠安排和两性关系以促进这些重要事项的事情上，都要求我们认真思考，有所计划，触角敏锐，锐意创新，并且表现出高度的责任心。

提示 8：准备好进行性爱方面的谈话，要能解释清楚自己觉得分床睡觉会如何影响二人间的性生活（也不要忘记提醒对方分床睡觉的潜在益处）

提及分床睡觉的事情时，最麻烦的问题往往是："两个人的性生活怎么办？"虽然并非总是如此，但提这问题的多半是男方。

尼尔·斯坦利医生曾指出："人类是唯一的这样一个物种，他们会把性生活与上床然后呼呼大睡等同起来。"正是在这里，隐藏着另外一种社会习俗——愉快的两性关系总是与每晚同床共枕联系在一起。克罗什描述过"同床睡觉"与"性生活活跃"之间的关联，显然，这存在一种文化上的暗示：假如男性和女性同床，那么，就一定存在性活动的机会。斯坦利指出："性生活与睡觉本是完全不同的两件事，可是，我们却习惯于拿它们当作同样的活动，假如两个人不是睡在一起，那就没有过上性生活，说到极端处，这是相当愚蠢的。说不通嘛。"

可是，由于我们在与他人共同"睡觉"这个词上附加了文化含义，因此经常会有一层暗示在里面：假如两个人一起上床睡觉，那就有可能"获得"性生活，或者会参与性生活。床等于性的这种预期，会使很多人的生活添加另一层复杂性，因为这些人认为床就是劳累一天之后的休息之所。斯迪芬妮·库茨指出，对现代夫妇来说，一个人永远必须依靠他人进入兴奋状态，而且永远必须在场，这些都是完全不必要的负担。她还质疑这样的假定：假如选择去另一个房间睡觉，远离对方，那你可能就不是很性感。

> 我觉得，如果不在同一张床上睡觉，很多人会担心，问题实际在于性生活。假如不是睡在一起，那别人就会说根本就没有过性生活。人们需要（尤其是男性）把经常过性生活挂在嘴上。我们这里也有一个说法："我们都有完全的造访权利，可是，完事后他也可以滚蛋。"
>
> ——玛丽萨，47 岁，经理，已婚 27 年

最有可能的情况是，两个人最开始激情似火，肉欲纵横，恨不能立即找张床。可是，科学与社会学都告诉我们说，当两个人的关系向纵深发展，孩子也有了后，肉欲自然会大大消退，各种各样的责任随之而来，人们会觉得性生活跟生活中的其他事情一样稀松平常。

觉得分床睡觉会影响自己的性生活吗？分床睡觉对性生活会产生什么样的影响，能够把自己的想法清楚明白地告知对方吗？能与对方分享这样的看法吗？请记住，造成的影响可能是正面的。

有些夫妻谈及性生活时很不自在，觉得性生活应当是自然而然发生的事情——并不需要言语的交流，双方都会在性生活中感觉开心、满意和知足。假如这话在你和对方听起来都很顺耳，那你也许需要将性生活包括在讨论分床睡觉的议程中。哪怕只是委婉地提及晚上互访的权利，或者“上你的床还是我的床”，都会让对方紧绷的神经松弛下来，并让对方看到，分床睡觉可能会对“当前的性状况”产生无法预料的惊喜效果。

从表面看，大家可能是在奔向一个未知领域，而实际的情形是，我们甚至可能都不知道，搬进另一个房间后，真正的性生活会是个什么样子。（假如大家想跳过此段，直接找到聊天时用的段子，第六章列出了一些建议。）

分床睡觉当然并不意味着性生活的结束，甚至都不会打扰我们的性生活。事实上，许多夫妻都说，分房睡觉事实上还改善了性生活，主要是因为，每晚都能好好睡觉，意味着两个人都不会那么气鼓鼓的，也不那么疲劳，结果，想过性生活的时候更多。（人们会觉得更加充满爱意，更能够接受对方的言行，因为他们再也不会在身体上伤害对方；而以往他们每天都难以睡好，因此怨气冲天的时候却经常会这样。）

这是事实，因此，可以拿这个事实作为谈论分床睡觉的开头话题，因为分床睡觉会改善性生活。

有些女性说，分房睡觉后，她们再也不觉得自己是供对方随时利用的性伙伴了。斯迪芬妮·库茨在她的著作《奇异的开端》中报告说，很多女性谈到，跟丈夫同床睡觉让她们感觉到一种压力，结果性生活质量受到影响，因为这样会使性生活像日常家务，而不是可以选择，而且要费点力气才能办到的事情。分床睡觉的结果，有可能会是这样的。性生活会更有激情，因为事情并不会是这样的情景："啊，你已经在这里了，我们开始干事吧。"而是要想办法才能办到的事情，是有意而为的事情。

我和丈夫现在是有意亲密起来的。我们在一起睡觉睡了24年，但搬进各自卧室后，性生活反而更刺激了。这让人感觉到，并不是上了床，发现彼此在场之后就一定得干什么事情。我们现在分别去对方的卧室，这让人感觉起来很特别。

——安娜，44 岁，高级经理，已婚 20 年

由于我们现在两个人都睡得好，吵架就少多了，因为现在大家都有耐心去解决眼前的问题，不像以前那样脾气大。因为在这一点上，我们两个好像更加能体谅对方，当然，很简单，我们的性生活比以前也多了。我们并非一天到晚忙这事，可是，我敢肯定地说，我们现在的性生活比以前过得频繁多了，比如比四年以前多得多。

——迈克，52 岁，园林师，已婚 23 年

床并不是性生活的唯一场所。假如每天晚上都上床，然后知道性生活马上就发生，我会感觉自己活在 50 年代。分床睡觉当然不再需要“两点忙事”了，我再也不用理会“有人拍肩”。但是，我们的性生活现在过得很活跃。我很开心，而且知道他也开心。

——阿米莉亚，41 岁，两个孩子的母亲，已婚 12 年

有越来越多的夫妻现在都很欢迎夫妻夜间约会的点子，没有任何理由让人相信，这样的生活方式就不能继续发展到别的层面，比如星期五或星期六的晚上邀请对方来到自己的卧室进行浪漫的幽

会，“共享夫妻之乐”。

从现实的角度出发，谈到性生活的时候，分床睡觉可以说就是我们一直在期盼的事情，当然，这取决于夫妻双方对性生活的重要程度的认识。这样会使性生活产生额外的激情，而不是敲响丧钟。

但愿本章已经为大家提供了一个简单框架，在此之内我们可以组织自己的想法，筹划出一个战略，这样才好与对方商量分床睡觉的事情。跟任何人谈话，涉及麻烦的事情时都不太容易。人的天性是保护与我们亲近的人，这种保护意味着也会延伸至情感保障。如果能够找到合适的词语，并在适当的时机说出来，我们会发现，潜在的伤害会降至最低，我们还会因此大大提升彼此诚实的水平。

现在我们来看看，最后商讨出来的结论会是个什么样子。

提示小结

提示1：花点时间列出你和对方都很关心的重要事项。

提示2：不要低估（也不可高估）对方的情感反应。

提示3：跟对方谈及要解决的问题之前要认真思考，做好如何交流的规划。

提示4：对方如何影响到自己的睡眠，一定要说得清晰明白，实事求是，不动肝火。

提示5：什么时候和在什么地方谈及此事，一定要做好计划，这样对方可能会处在最容易倾听他人意见的心理状态。

提示6：考虑改变睡眠安排所带来的有利和不利之处时，一定要诚实以待。

提示7：改变睡眠安排后，事情会是个什么样子，两性关系会是什么样子，这些一定要准确地告诉对方，并且要倾听对方的建议。

提示8：准备好谈及性生活，要能够解释清楚，自己认为分床睡觉会如何改变性生活（不要忘了强调其潜在的好处）。

停下来思考一下……

1. 你们彼此交流是否顺畅?

2. 讨论过彼此的交流水平没有?

3. 是否谈及过睡觉的问题?如果谈及了有哪些,这些问题又如何解决?

4. 如果一方想要什么,另一方却不想这样,会发生什么事情?如何让对方知道自己想要什么?

5. 假如彼此都知道自己不是交流高手,两人关系中存在的一些问题也没有解决,你是否考虑过找别人来帮忙,以便更好地交流?

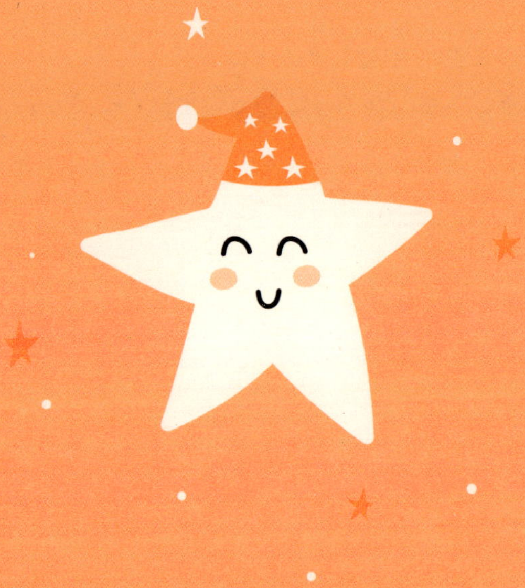

第五章

睡眠与心理学

假如感觉自己已经考虑到了同床共枕的各个方面，包括方式、原因、时间、地点和实质，那就需要为协商出一个结果做准备了。就分床睡觉一事，能做出双方都满意的决定吗？先深呼吸一下，定下神来再着手。

假如双方都同意现有睡眠方式必须改变，那应该是幸运的。如果可以立即找到新的睡眠方式，那就太好了。双方共同解决难题的能力因人而异，取决于五花八门的各种因素。一些心理学家和励志读物的作家，就是靠帮人应对这些问题挣大钱的，将来许多年后还会是这样。

正如上文所述，当你对某个问题已经有了自己的答案时，就很难去采纳他人的观点或解决方法了。假如对方不了解你的方法何等精妙，公然质疑、拆台，甚至否定你精心制订的巧妙方案时，事情更是难办。假如对方的确想出别的点子，或者斗气不认可你的高招，那你怎么办？

如前所述，怀有并表明善意是解决二人问题的重要组成部分。这是什么意思呢？我们可以用这些词汇来解释什么是善意：仁爱、善良、友好、宽容、支持和友好的态度。这些词都有相同的含义，那就是欣然接受你不怎么乐意的事情。哇，通过协商来处理问题真不容易啊！

心存善意是一种心态。有了这种心态，人就会以最友善的方式、态度和最美的言辞来面对问题。你还会给予对方适当的关怀，努力让双方都满意，所以这样的结果就是最完美的结果。

> 我觉得我丈夫明白我们再也不能同床共枕了。他曾好几次对我说他想我了。我在他旁边的时候，他睡得更好。假如我挨着他，醒过来后，他会更快重新入睡。他问我是否可以继续和他睡在同一张床上，我说："如果你能解决打鼾的问题，应该可以。"要想不打鼾，就只有去动手术，但我并不希望他为了不打鼾就去做手术。我母亲曾做过三次手术，都没有治好打鼾的毛病。他要是这么说，我会有什么感受呢？可能会有怀旧之感，因为我知道这事永远也不会发生。说实话，我再也受不了和丈夫同床共枕了，好像睡在了一个正在锯木头的小木屋里。
>
> ——苏泽特，40岁，行政助理，已婚17年

关于协商动机与结果的研究和著述有很多。商务和外交领域有专门的谈判术语，如"分配""综合""相互依存""杠杆"和"战略性"。尽管只有联合国外交官才用得着这些高大上的理论和技巧，但有些地方还是值得借鉴的。

其中，如下两个观点十分有用。"如果现存的一种老关系不再管用了，那么，协商就是改善这关系的主要途径。"再一个就是："协商并不是要战胜对方，而是要实现共赢。"而这两个观点恰好是

我们协商的目的——改善双方的关系。

出于人类基本的求生本能，我们追求自身利益，但我们也会注意把握其适当性。为了活下来，人类早期抵御野兽，寻找食物。正是这种追求自身利益的本能使我们生存下来。如今这种本能继续影响着我们的生活，以满足我们的基本需求。假如不得不容忍跟我们的计划并不完全一致的人，那我们就得找出办法来尽可能实现自己原定的目标。

在此，我提出了三个可行的协商策略，以帮助你通过协商改变睡眠安排。这些策略从最不利的到最有可能实现的，分别是牺牲、妥协和达成共识。

牺牲

本书中，“牺牲”指因迁就他人而放弃自己的切身利益。在此，我想解释一下何为“牺牲”，因为怕有人误解为出于仪式目的而杀死另外一个人的牺牲本义。在本例中，有人可能误以为因他人的鼾声连续五个晚上影响自己睡眠就应该杀死对方。这两个解释迥然不同啊。

往往亲近和长期的关系，都意味着一定程度的牺牲。婚姻、友谊、同事之交以及父母子女之情就像一个车轮，牺牲就是在给这个车轮添加润滑油。

事实上，很多人将牺牲视为爱情的最高表达，有时确实如此。我们放弃自身利益，是因为我们在为爱情奉献自己，因为我们明白成功的社交关系还需要付出。比如，本来想吃比萨，而不得不吃泰国外卖。如果我们既有钱又有名，那就可以要求崇拜者服从我们的利益，否则我们不得不做出牺牲，而且大多数人都会为值得关心的人牺牲自己。但是，人非圣贤。

在《放弃和让步：在亲密关系中付出牺牲的代价与益处》这篇文章中，艾米莉·尹佩特等人发现了西方社会中两个截然不同的价值观——一个强调利他主义、无私奉献和为他人牺牲自己，另一个强调个人主义，不断追求个人自由。这两种价值观相互交织。面对亲密的关系，我们不知道应该奉行哪种价值观，是为他人着想呢，还是满足自己的愿望呢?

例如，一个人得到了某类比赛的季赛入场券，每周他都会去看比赛。有一次，为了满足妻子的要求，他心甘情愿地待在家里照顾孩子，而没有去看比赛，因为妻子要去会见突然来到这个城市的朋友。丈夫会因对妻子的关怀和爱而倍感满足。在这个案例中，丈夫愿意做出牺牲，所以这种牺牲称为自愿牺牲。这种情况下，丈夫没有怨气，因为他是心甘情愿地为妻子放弃了自己的需求。但如果在季赛期间，妻子三番四次地要求丈夫待在家里照顾孩子，并且丈夫的拒绝惹怒了妻子，那情况又会怎样呢?

如果为了迎合妻子，或者避免与妻子发生争执，丈夫才答应待在家里，那他就可能心存怨恨，或者引起其他的消极情绪，丈夫就会对双方的关系失望。在此，为了避免不想看到的结果才做出的牺牲叫作回避性牺牲。

研究表明，如果你很少有机会实现自己的愿望，就会对这种二人关系感到失望。尹佩特等人发现：迫不得已才牺牲自己利益的人会滋生更多消极情绪，生活满意度降低，对这种关系感到失望，并且与关系中的成员也会有更多矛盾。不论对谁，这些都不是什么好结果。

另一方面，社会心理学家发现，积极主动的牺牲对二人关系十分有益，其中很多已经得到了证实。例如，可以使关系中的成员更满意，成员更可能坚持不懈地面对困难。同时，这个发现也说明牺牲动机才是牺牲是否有益的决定因素。

简而言之，如果因为关心爱护对方才去牺牲自己，这种牺牲会有积极效果；如果只是为了避免矛盾才这么做，从长远来说，这种牺牲只会带来不好的结果，因为这种牺牲会引起一方的怨恨。

那什么是错误的牺牲动机呢?

长远来说，为避免矛盾而做出的牺牲，往往会引发后续问题。而避免矛盾又是很多人牺牲自己利益的主要原因。和大吵一架相比，尤其是当对方深信双方本来就应该同床共枕的时候，容忍对方鼾声如雷往往更容易。

另一个错误的动机是：希望通过牺牲来表达自己的关心呵护。

你告诉对方他影响了自己的睡眠，但是对方却仍说只想每天晚上同床共枕。因此，为了证明你的爱，你选择牺牲自己的睡眠。你甚至可能天真地以为这一行为会感动对方，对方也会效仿。你默默地期待着对方的呵护和关心（但是他不知道你是这么想的，因为你从来没有告诉过他）。尽管你的行为很高尚，结果却并不理想，而且这种行为也会影响你的健康。

尽管上文中牺牲动机是出于善意的，但正是这种善意决定了这种牺牲只能是暂时的。如果你觉得这样做委屈了自己，或者因为力量失衡你才继续忍受，那我建议你好好想想你牺牲自己的真正原因，想想你能得到什么，想想这种行为的结果是什么。

将牺牲当作向对方提出要求的筹码也是错误的动机。例如：“如果你下周不去打高尔夫，而是和我一起参加比尔的生日晚会，那我就不去和那些女孩子们看电影，反而帮你完成迫在眉睫的工作。”有时我们也用这种伎俩，但如果这种伎俩成为家常便饭，那你就得考虑这种关系的健康状况了。

为他人牺牲自己的舒适、快乐、需求和健康，你都快成为圣徒了；但牺牲自己也是一种谈判技巧，它建立在力量不平衡的基础上，而且必定有人失望。如果每次都是你委屈自己，吃讨厌的泰国外卖，那么我只能说对方一点都不关心你。长此以往，你受得了吗？

对于我们来说，分床睡觉十分管用。我再也受不了他的睡眠方式了，我怨恨他，但又觉得必须忍受。现在不同了，我在做自己喜欢做的事情，而且很轻松。我们之间再也没有怨恨了。分床睡觉真是太好了。

——凯伊，66 岁，同居 14 年

对方喜欢在 19 摄氏度的卧室里睡觉，而你却在被窝里冷得发抖；或者对方熬夜看电视，你每天都忍着，闷闷不乐，心存怨恨，而且觉也睡不好。如果是这样的话，你就太委屈自己了，同时也没有真诚地对待你们的感情。为了睡眠问题，你们中的一人不情愿地委屈自己，以此来避免矛盾，这种二人关系只能是短暂的，也没有好处。看来，要想解决睡眠问题，真不简单啊。

格雷格打鼾加重了，一年之后，我就开始睡在客厅沙发上。这一睡就是两年。他知道我睡在沙发上，我们也没有大吵大闹，只是在聊天的时候随意抱怨一下。我原以为他会主动去睡沙发，或者治治他的打鼾症，那我就可以舒服地睡在床上了。为什么是我睡在沙发上呢？我想了好几个月，觉得他应该理解我，并且弥补我做出的牺牲。这种情况就好像我在考验他是否会安慰我，或者问问我为什么要睡在沙发上，我睡得怎么样。我为什么不要求他睡在沙发上呢？我不能忍受他拒绝我，我真的以为他看到我睡在沙发上后，会主动替换我，那我就可以睡个好觉了。我觉得我在为对方做榜样，但没有把我的想法告诉他就是我的错了。肯定有朋友觉得我委屈了自己，确实是这样的。现在我和丈夫分床睡觉了。最后我们告诉了对方自己的真实想法，并就此事好好谈了谈。现在我把睡眠问题顺利解决了。

——玛利亚，38 岁，数据分析师，已婚 8 年

仔细想想，你为什么要忍受对方打扰自己的睡眠，想想你为什么搬到了其他地方睡觉；如果发现委屈了自己，就该想出长久之计，一个更公平、更有助于改善双方关系的方法。

妥协

在这个层次的协商过程中，你们双方都在妥协，并就新的睡眠方式达成一致。那么，牺牲和妥协的区别在哪里呢？

牺牲就是人为了他人而放弃自己想要的东西，而对方没有做出任何补救。妥协就是你们同意双方各自放弃某些东西，以换取双方共同让步。

作为一种协商方式，与牺牲相比，妥协的结果更禁得住时间考

验，因为双方为了获得更好结果，都同意做（或者不做）某事。如果解决方法是你们通过共同努力找到的，这个方法就更容易成功。妥协仍包含牺牲，因为妥协中有放弃，妥协是通过双方共同让步解决问题。妥协的特点是为了实现双方都认可的并且是更好的结果，双方都积极做出改变。

甲想和乙同床共枕，但乙又忍受不了甲，最后两人达成一致，一周两次分床睡觉，其他时候睡在一起，这就是简单的妥协。

在牺牲中，有受益者，也有受害者；而在妥协中则更接近于双赢。有些人反对说，双方都有所放弃，这就是两败俱伤啊，没有一方能得到自己想要的。这就是人与人之间的相处，其间充满了得与失。

和他人一起生活就是一种妥协。结婚37年后，我们决定分床睡觉，谁要是睡不好，就到其他房间睡。我经常熬夜看电视、看书，而我丈夫睡得早，所以他早早就起床了；每次起床，他总是轻轻走出去，生怕打扰我的睡梦。

——凯特，www.mamamia.com.au

和我现在的丈夫睡了第一晚之后，我就对朋友说，他的睡眠习惯太糟糕了，我绝对不当他的女友。后来我们互相妥协了，一周两次分床睡觉，以确保我们都睡得好，其他时候还是睡在一起。

——匿名网友，www.mamamia.com.au

只要灯开着，我丈夫就睡不着，这让我十分内疚。他为人太好，什么都为我着想。为了让他睡好，我会早点关灯睡觉，再也不去熬夜看书了，这样就是关照他的意思。

——伊丽莎白，60岁，已婚25年

我们会为睡在不同的卧室而愧疚吗？不会的。我们只会适应并接受这种睡眠方式。不要期望对方是完美的。结婚意味着妥协，而睡眠只是妥协的一部分，对方需要自己包容的缺点很多，这也只是其中一个。

——安东尼，62岁，教育工作者，已婚25年

30多岁的时候，我和闺蜜还一直单身。我们经常讨论各自单身的状况，幻想未来的白马王子，并且被心中的白马王子迷得神魂颠倒，我们以为梦想中的他会让我们成为最快乐的人。我们也常常会提到社交关系中的妥协，但是并不知道如何妥协才能确保社交关系的良好发展。闺蜜与她的白马王子相遇，然后就结婚了。之后，她对我说她解开了我们心中的疑问——你扪心自问“是不是太委屈自己”的时候，那时你就在过分妥协。多年来，我对这句话记忆犹

新，并分享给身处相同窘境的朋友们，向他们讲述我幡然醒悟的那一刻。这句话是一个很简单的测试，但对我很有帮助，它还教我如何处理其他社交关系。

当与对方谈论如何妥协时，你要明确自己什么可以接受，什么不可以，这很重要。这涉及前面说过的强势、良好的沟通。仅靠一次谈话肯定是不够的，想要达到最好的妥协可能需要更多悉心交流。

> 我和我丈夫定期分床睡觉，因为我们经常生气，但最终我们还是会睡在一块儿。有一次，我们大吵了一架，于是他去别的房间睡了。那天晚上我发现我们的卧室简直就是天堂啊，我想怎么样就怎么样：窗户想开就开，不用忍受他打鼾了，不用担心他抢走我盖的毯子，也不需要忍受他不安分的睡觉习惯了。有时我仍然想要他回来和我一起睡，但是当他和我待在一起超过两个夜晚时，我又不想和他睡在一起了。我再也不想妥协，这样我很自由。
>
> ——安妮，44岁，高级经理，已婚20年

> 11年前，丈夫的鼾声就开始弄得我不能好好睡觉了。刚开始，我会在笔记本上看电影，这样就听不到他的鼾声了，但这样我便不能早点睡觉了。而且他睡觉很不安

分，尽管他不是有意的，有时甚至会打我。由于家里只有一间卧室，我只能睡在沙发上，这是我们维持婚姻的唯一方式。如果我和他继续睡在一起，我们就会离婚。在客厅里，我只有一个枕头和一床毯子，但我已经习惯了。在沙发上，我睡得更好。我们的婚姻没有失败，是分床睡觉拯救了我们的婚姻，是分床睡觉拯救了我。

——卡洛琳，30 岁，摄影家，已婚 7 年

妥协意味着改变。改变人类行为的职业有很多，例如顾问、导师和培训师等，他们都意识到人们很难改变自己。我们总是希望能预见未来。当生活渺茫时，我们就不是自己了，不知所措，甚至开始变得不正常，这是因为在新的环境中我们感受不到快乐。

我们习惯睡在同一个位置，枕着同一个枕头，盖着同一床毯子，有时候我们甚至习惯睡在同一个人身边。一旦情况改变，我们就会深感不安。对此，我们会阻止这些变化的发生，努力维护原有习惯。请记住，这些变化可能会改变原有的生活方式，而新的生活方式可能比旧的更好，只是当时看不出来而已。

除了分床睡觉外，还有其他妥协方式可以解决睡眠问题。例如，如果一个人想读书，那另一人就可以戴上眼罩，或者读书的那个人使用电子阅读器，而不是读纸质的书，这样就不会影响对方。以上的方法都涉及行为改变，但这些妥协微不足道，现实中可能会

有更大的妥协。

尽管我并不痴迷最新的电子产品，但我仍很喜欢平板电脑。有了它，即使关了灯，丈夫也可以看书，而且不会发出哗哗的翻书声，但我不允许他在上面听音乐或看视频。我想要一个安静的、黑暗的睡眠环境，而他想要读书。他用平板电脑看书就是一个很好的妥协。注意，如果原有的方法行不通了，那就换一个。

——尼古拉，55 岁，零售经理

失眠的时候，我就会读书，一读就是几个小时。这时，我就会起身去另一个房间。我知道开着灯安娜就睡不着；如果我影响她的睡眠，对她就太不公平了。此外，如果有人第二天出差，那个不出差的人就会去其他房间睡觉，这样，出差的人第二天就可以从容起床，而不用担心打扰对方睡觉。我们的这个睡眠方式十分切实可行。

——尼尔，46 岁，人力资源管理人员，已婚 19 年

我们孩子的睡眠很不好。为了方便照顾孩子，也为了我们能睡好，我们轮流睡在主卧室和客房里。通常我们一人轮流一晚，但这取决于我们第二天的工作安排。我们都

想尽力照顾孩子，因此就得分房睡，先好好地睡一晚，第二天晚上就得边睡觉边照顾孩子。我们就这样轮流着，因为我们需要照顾孩子。照顾孩子的时候，我睡得很不好；在楼下安静的房间里，我才可能睡个好觉。

——马瑞，30岁，健康专家，已婚3年

如果你想满足双方的要求，就得努力了解对方的真实想法，这十分有用。如果你勇敢尝试了，也替对方着想了，很容易就会知道对方愿意做出哪些妥协，这可以帮助你们找到满意的解决办法。

达成共识

第三个，也是最成功的协商结果，就是双方达成共识。

妥协中仍存在牺牲，因为在解决问题的过程中，双方都让步了；达成共识指相互支持、相互信任，它是双方的共识——实现了各自的目的。如果达成了共识，你们就会真诚地说：这是我做出的最好决定，我会尽力将其变为现实。

有人认为，达成共识中的感性大大超过了妥协中的理性。如果双方考虑周详，并且都认同最后的决定，这就是一个解决方法。

共识是两人对解决方法的真心承诺，因为双方都了解对方的需求，共同利益也得到了满足。你们需要做的就是看看还有什么因素让你睡不好，想想对方最需要什么，然后确定新的睡眠习惯。

在《通过谈话达成共识》一书中，作者拉里·德雷斯勒认为，达成共识是最符合逻辑、最理智的决断方式，并建议以下情况采用这一方法：

1. 当决定具有很高的风险时。

2. 如果决定失误了，所有人都不能和睦相处。

3. 解决方法的实施需要他人强有力的合作与支持，否则无法实行，而这些人又是必不可少的。

4. 没人拥有做决定的权威。

5. 没有人掌握做决定所需要的全部知识。

6. 参与者的观点大相径庭，需要达成共识。

7. 需要创新性的解决方法，以解决复杂问题。

尽管本书是写给公司员工的，但以上这些描述完全符合我们面临的挑战：一人甚至两人都不能安然入睡，但又没有什么好的解决方法。

如果认为在妥协和达成共识之间应该有一个中间地带，你是对的。达成共识就是双方都改变睡眠习惯。然而，解决问题的态度和动机决定了你们是在妥协，还是达成了共识，也就是你们是怎样解决问题的，怎样接受这些方法的。

妥协就是你或者对方偏爱床上的某个位置，例如："每天晚上，丈夫睡在我旁边让我觉得我们合二为一了。"但是你们又同意做出改变，并且心甘情愿，没有怨恨。达成共识就是找到改变思维的方法，进而改变对睡觉位置的偏爱，最后一起努力，找到最好的解决方法。

最重要的是，达成共识意味着，在做决定时，你们觉得对方没有误解或者忽视自己的感受。

我们二人分床睡觉几天后，紧接着又分床睡了几个星期。有一天我和妻子突然觉得我们不值得为了分床睡觉而烦恼。我对分床睡觉十分反感，从来没想到我和妻子会这样，但这对我们两个人都好。我觉得很轻松，很有趣，觉得我与妻子真正亲近了。我仍会想念和她同床共枕的夜晚，但当我一大早溜进她的被窝里，和妻子依偎在一起时，我又感觉很享受。我以为我不会接受分床睡觉，因为我坚信夫妻本来就该睡在同一个床上，但我打鼾打得实在太厉害。与其失去妻子，我更愿意接受与妻子分床睡觉。

——韦恩，41 岁，已婚 8 年

结婚30年来，我们换过很多睡眠方式，而分床睡觉对我们来说都很方便。虽然睡在不同的床上，但我们仍睡在同一个房间，这样我们仍可以深情地望着对方；只要我们都想，我们也会过夫妻生活的；睡在同一个房间里满足了我们各自的愿望。分床睡觉也很有道理。如果丈夫想和我同床共枕，也可以；但是他知道我们不能经常这样，因为他打鼾打得太厉害了。他十分关心我，想让我睡个好觉。我们双方都接受了这种夫妻生活。

——布鲁克，52岁，教育专家，已婚30年

在达成共识的过程中，你可能会想到之前从未想过的解决方法。你们可能会这么想：虽然我有自己的思路，但有些思路可能是错误的，所以我想听听对方的想法，让我的大脑听听对方是怎么想的。我可能认同你的部分观点，但我希望通过聆听和分享，找到解决方法。正因为出于善意，所以你会这么做。记住我强调的“善意”了吗？

“善意”听起来很温馨，你也会觉得简单，但现实并不总是如此。如果你的爱人坚持同床共枕，因为他认为你们本来应该这样，但你又想分床睡觉，原因是对方不安分的睡觉让你忍无可忍；如果是这样的话，就很难找到一个能满足双方需求的解决方法。

达成共识要耗费时间和精力，而其艰辛程度取决于协商的

起点和想要到达到的高度，两者之间距离越远，挑战性越大。在这过程中，需要掌握一些基本沟通技巧，才能找到深藏着的解决方法。

人类有一种很有趣的能力，那就是听取别人的意见；刚开始对别人的意见不管不顾，之后才会去认真思考。如果你心中已经有了解决方法的种子，那这枚种子的发芽时间可能比你期望的更长，但是它仍然可能发芽。因此你应该和爱人平心静气地坐下来，多谈谈这个问题，但是永远不要放弃，这样成功的可能往往会与日俱增。

无法达成共识怎么办?

你已经和爱人好好沟通过了，也说明了自己的善意，那接下来怎么办呢？接下来的几章将会讨论这个问题。首先我先说说没有找到解决办法该怎么办。

即使你花了很大心思去寻找解决方法，但结果并不总会如愿；有时需要经过多次改进之后才能成功。在这过程中，需要灵活应变，不断沟通与交流，而且一定要告诉对方自己的想法。如果你们向来不擅长沟通，现在就是提高沟通能力的好机会，也是发现对方兴趣的好机会。

另外，双方应坦然告诉对方自己什么可以接受，什么不可以接受。很可能你们双方都需要做出调整；解决问题时，你们改变了自己，而这些会让你们之间的关系紧张起来，甚至引起矛盾，这时有效沟通就能够帮助你们走出困境。

假如你的这些努力没有效果，那又该怎么办？即使你们是世界上最真诚和善的人，也未必能找到恰当的解决方法，这才是困难之所在。

约翰·戈特曼是一位心理学家，也是爱情实验室的研究人员。他认为自己可以预测一段感情能够走多远，不是研究人们相处得如何好，而是研究他们相处得如何糟糕。他说，在最弱的时候，一段感情才会显示出它的强度，也就是说，当双方面临巨大挑战的时候，才会看出他们的感情有多强。

我们很难接受世界上居然有解决不了的问题。对于有些人来说，睡眠问题也可能造成婚姻破裂，至少是婚姻破裂的主要因素。

> 我们的感情破裂了，我的爱人接受不了睡在不同的房间里。糟糕的睡眠影响了我的身体健康，不管我如何解释，他总是坐在卧室椅子上说，我们必须把这个问题解决好，否则，我们的婚姻就走到尽头了。我说我们的感情不能仅仅因为我想睡在另一个房间就结束了。我说我去另一个房间睡觉了。几个星期之后，我们的婚姻就

结束了。

——路易斯，48 岁，教师

如果解决不了睡眠问题，我建议大家要不断尝试。但这并不是说要反复尝试相同的事情，否则你就是爱因斯坦口中的疯子了：不停重复同一件事情，却妄想着不同的结果。但是你也应该谨记温斯顿·丘吉尔的名言：永不言弃。

如果解决办法在实际中没有效果，那你们应该尝试一些新东西，比如：

1. 找找你身边分床睡觉的人（随便问问，你就会发现很多人都这样），最好是你爱人信得过的人，然后问问他们是怎么做到分床睡觉的。

2. 用不同的方法寻找对方坚持同床共枕的原因，不要让对方担心分床睡觉会影响到你们的关系。

3. 告诉对方你想换个睡眠方式，找找比分床睡觉更温和的方法，让对方温和接受新的睡眠方式。

4. 要经常谈论睡眠方式这个话题，要不停地说，或者一有机会就谈论睡眠不足对你的影响，等等。（他可能认为你是在唠叨，但这些就是你应该告诉对方的。）

即使竭尽全力了，仍然没有找到合适的解决方法，这时你们应该考虑寻求外部帮助。如果改变睡眠方式对你很重要，那就无论如何都不要放弃。

停下来思考一下……

1. 你有没有想过你们是如何解决矛盾的？有没有可以改善的地方？

2. 你们双方，是否有一个人更愿意充当和事佬？

3. 谁更愿意为了对方牺牲自己的利益？

4. 如果遇到了其他矛盾，你们会怎么办？你们是如何解决这些矛盾的？

5. 想想你们妥协或者达成共识的例子，你觉得那种情况怎么样？你们是如何达成一致的？

6. 和周围的人交流，如父母、朋友，看看他们有没有好办法。

7. 遇到处理不了的问题，你愿意请求心理咨询师的帮助吗？

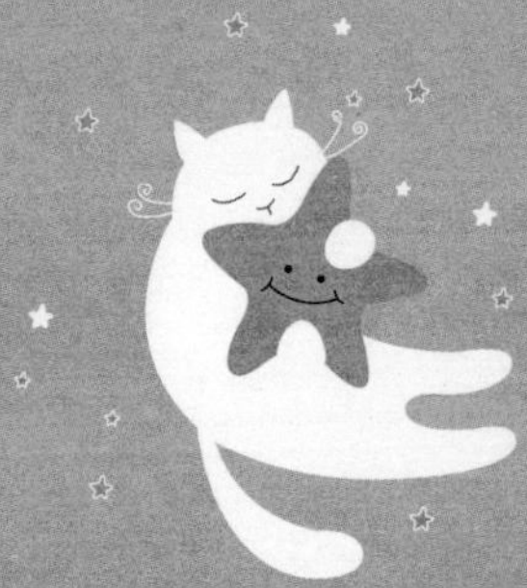

第六章

新亲密关系

卧室里的麻烦

遇到麻烦时，我们都很享受灵光一闪、计上心来的那一刻。解决问题的办法找到了，立刻就有了行动计划。我们调用资源，重整旗鼓，把计划告知相关的所有人，然后自我陶醉：这就是我们能够主宰世界、决定自身命运的原因吧。

可是，计划有难以把握的一面，因为计划只是计划，或者说是对某件事情将来会是个什么样子的揣测，时常并不准确。计划是一套行动，我们认为会带来想要的结果，最好是有利的结果。但生活是不可预测的，更糟糕的是，我们实施这计划需要得到他们帮助的那些人也是如此。我们曾经制订过多少美妙计划，最后却毁于天气恶劣、公交晚点、朋友失信，或有人最后一刻变卦，不是吗？

然而，我们骨子里那股越挫越勇的干劲儿指引着我们永不言弃，活到老学到老，这一点是值得赞赏的。如果停止脚步，我们永远也不能将问题解决，无法开始一场冒险旅行，亦无法参与愉快的晚会。

一旦你与伴侣认为你们的睡眠安排需要改善，你们就到了需要认真对待这件事并合理重新规划的时候了。德国哲学家伊曼努尔·康德曾说：“预测未来最靠谱的方式就是去创造未来。制订规划就是一种拉近未来与现在距离的行为，如此现在便可以为此做一些努力。”从未知到已知的这个过程，规划让人心生一股控制欲。可是，问题来了，你的计划是什么？当你安静下来慎重考虑漂浮不定的未来走向时，你考虑的因素又有哪些？

对有些夫妻而言，变动睡眠安排是自然而然发生的事情。如果其中一个人由于睡眠经常被打扰而永久性地搬进另一个房间睡觉，这个行为举动是不出声地为对方所理解的，而这个问题从来都没有正式地得到过对方同意。哪怕有些夫妻能够在并无言语的协议框架内安排好此事，这样的作息安排也可能导致灾难后果，就像远航的泰坦尼克号一样沉没海中。

我丈夫去另外的房间里睡觉，是一件自动发生的事情。他喜欢躺在那间房的床垫上看电视上的体育节目，而我又不喜欢，因此他干脆就在那个房间里睡觉。这便捷双方的做法是我们都默认了的。孩子们搬走后，他就搬进了他自己的卧室，还装上了电视。我们并没有为此郁郁寡欢，彼此心照不宣，因此并没有觉得这事非得认真讨论不可。我们讨论更多的是婚姻中其他的事情，而不是分房睡觉的事情。

——布鲁克，52岁，教育顾问，已婚30年

我们分床睡觉是慢慢进行的。婚后我们同床睡了一年，只是即使是新婚宴尔的第一年，我也受不了他的如雷鼾声，于是午夜时分，我习惯性地跑到另外的房间睡觉。渐渐地，我半夜从同床的房间消失得越来越频繁，而他睡

得如此沉以至于根本没有意识到我的离开。我们两人在一起的时候并没有明确讨论过这个话题，但是我想，我们彼此都明白，他能够体谅我俩分床睡觉的原因。

——玲恩，41 岁，人力资源经理，已婚 15 年

有一天，我突然意识到，他已经好几个月没过这边来睡觉了。他对我并不冷淡，也不是有什么事情闷在心里，但是我明白我们再也不能同床睡觉了。对此我们并没有仔细地讨论过，我们的确谈过一次，说除非哪天他的鼾声停止了，我们才可能再次睡一张床上。

——苏泽特，40 岁，行政助理，已婚 17 年

对于分床睡觉，我们并没有进行过正式的讨论。我们两个还没在一起生活的时候，我偶尔会去他家睡觉，他随后就发现，只要一晚上睡不好，我就会变得乖戾暴躁。两人住到一起后，我可以说是两边都住，可是，我们第一次找到属于自己的地方时，我已经有了自己的卧室。那个时候，我肯定经常与他同睡一张床，因为我想证明自己的确是在努力适应，可是，睡眠的质量却怎么也改善不了。现在，我们已经有了一个孩子，而且比以前也忙碌得多，睡个好觉是相当相当重要的，因此就不再那么努力地尝试跟

他睡一张床了。我当然认为直接讨论这个问题可能是化解矛盾的有效方法，因为如果不直面这个问题，双方都会有很大的火气。如果一开始就将问题扼杀在摇篮中，并有详细可行的计划，几乎就不会出现负面情绪。举个例子，每当我们就某个问题产生激烈争论时，丈夫会直面这个问题，而我却总是感觉里外不是人。你并没有说过“努力尝试”之类的话，因为我们从来就没有正式确定怎么说起这话题。如果一件事情悬而未决，就会出现话说不对路或彼此误解的情况，负面情绪就会接踵而来。因此，我宁愿一开始就产生一些负面情绪，但结果是能够想出具体的解决办法来，一开始就要做出一个决定。

——克里斯汀，35岁，有工作的母亲，已婚10年

我明白，如果我和丈夫没有就分床睡觉的决定进行过交谈，那就可能终日被这个矛盾困扰。由于得不到他的正面回答，我就只能自行决定了。即使我明白，两个人同床睡觉已经不是什么可以选择的事情了，可当真要分房睡觉，我仍然想要知道解决这些实际问题的答案，例如：

1. 他是否仍然想要吻我拥抱我？
2. 我们还会有性生活吗？

3. 关于分床睡觉，他对我会有什么样的想法？

4. 如何对别人说我们分床睡觉的决定？

5. 如果愿意，我们各自还能去对方的床上睡吗？

6. 半夜他会想念我吗？

7. 因为睡在不同的房间里，他会较少想我，或者较少考虑我们两人的关系吗？

这些悬而未决的问题萦绕心头时，我就不能淡定自若了。我并不在乎得到自己并不想要的答复，可是，宁肯听到否定的答案，也比根本没有回答好。要是没有拘束，我这脑子就容易胡思乱想，最后往往弄出不好的结果。

可以通过与对方一次轻松简短而又友善的谈话，或是一次持续几个小时的深刻、直面事实的讨论来重新规划睡眠安排，将这些谈话或是讨论记录下来，以供将来对细节有据可循。这个决定的性质和严重程度，取决于共同做出一项决定时自己最喜欢的方式。如果计划很具体，将它记录在本子上是个不错的选择，它能有效地避免类似“你难道不记得你说过，如果一夜一连两次而不是三次吵醒我的话，你就去隔壁房间休息吧”的争论。我建议，如果制订出来的计划具备许多细节，最起码记下两个人都同意的几条就行，而不是像拿到法庭上用作呈堂供词的那些极详细的东西。

如果正在努力做一个目的明确的决定以变动目前的睡眠安排，

那么，即使一次简短的讨论也有助于营造一种氛围，从而实现变化。这次讨论提醒你和对方注意这样一个事实：床上生活会发生一些变化，这样就避免出现不利的情况，好像你们俩中的一个实施了一项秘密行动，目的是要通过欺骗性的夜间行为让对方紧张不安或心无所系。无论是规划一次简短的讨论，还是一次目的性明确的外交行为，请将第四章中提到的要点铭记于心，并以此为准则找到“如何”“为何”“何时”“何地”以及“何事”这些疑问的答案。

正如第四章所说的，准备变动睡眠安排时，不妨先假设几种选择方案。分床睡觉这件事情有好多不同的说法，尽管在完全隔开的卧室里睡觉与同床睡觉差距甚大（但不是到各自单独的房间睡觉），可是，在这两者之间，还是有各种各样的可能性存在着的。

在此值得一提的是，应该想到这样一种可能性：我们最初做出的睡眠计划，也许并不一定就是最终的方案。正如二人世界其他的方方面面一样，睡眠安排也是不断变化的，要经过一段时间的磨合才能找到最佳方案。

克罗什说：“夫妻相拥而睡并不是自古以来一成不变的习俗，并不是一旦建立起来就不能更改的，而是一个动态的过程，容易受别的许多因素的影响，例如年龄、性别、压力大小、星期几，甚至是天气。”夫妻同床睡觉这件事本身，随着人上了年纪和不断成熟而会促成持续不断的变化。几乎没有人能一直保持十年前的发型或穿十年前的时装。正如曾经接纳的低腰裤与短小上装因为我们中部凸起而不再适合自己一样，我们现在做出的睡眠安排，或许不能适应将来的生活。作为成年人的优势之一，就是我们可以通过考虑伴侣的意见，随心改变想法并尝试新的东西。

到了规划阶段，一定要照顾好自己关于半夜分床睡觉的情绪反应。如果能够做到这些情绪出现的时候就说出来，无论是正面还是负面的情绪。询问一下伴侣的意见，看看你将计划告知对方时他是怎么想的。例如："分床睡觉的第一个晚上，我觉得我会郁闷甚至有歉疚感，换作你，你会怎么想？"或者："我非常感谢你能体谅我不想在开着电视的寝室里睡觉的心情，我明白，为了让我睡得更安稳，你放弃了自己的爱好。"

我提出的上述建议，肯定不能包罗万象，但愿其中一些建议能给你帮助，另外的一些能点燃你思想火星，供你想出自己解决睡觉问题的办法。

我要说清楚我所说的"其他睡眠安排"的意思，其实就是指另外一种睡眠安排，可以代替传统夫妻同床睡眠的习惯，因为在传统习惯中，卧室里的所有东西都是共享的，两个人每天晚上都爬上同一张床，盖同一床被子，早晨同时起床。

我将这些"其他睡眠安排"分成三类：戏水池、浅水池和潜入深水池。

戏水池

假如我在这里提出一些建议，帮助大家解决睡觉的问题而又实际上并不让彼此住进各自的卧室，那似乎与本书的目的不符。可是，如果二人同床睡觉的问题还没有达到非分床睡觉不可的程度，或者无法忍受分床睡觉的安排，那我建议先考虑“其他睡眠安排”中的第一项，那就是——在某种可能的选择中尝试一番。依据各自实际的睡眠问题，可以通过改变卧室构造或是各自在卧室的行为习惯来调整睡眠安排。

记住，分床睡觉并不适合所有人，但是，睡好才是人人都需要的。

即使是对现在的睡眠习惯和卧室行为做出细微改变，也会在某种程度上促进睡眠质量的提升。

睡前阅读

对于睡前看书和上床就睡的双方来说，适当改变各自的行为方式，调节一下睡眠环境，就可以化解纷争，使双方的需求都得到满足。

1. 喜欢阅读的人，可以去客厅而不是在床上阅读。

2. 可以商定在床上阅读的具体时间长度，比如半小时。

3. 喜欢在床上看书的一方可以入手一台阅读器，避免翻书页的声音给对方造成困扰。如果阅读器的灯光也影响睡眠，可以调节屏幕的亮度达到双方都能接受的程度。

4. 喜欢看书的一方还可以买一座台灯，只照到书页，这样就使卧室光亮降到最小。

5. 有些床头灯有较强的定向照射功能，喜欢看书的一方或者双方都应当去商场找找看。

6. 喜欢上床就睡的一方，可以戴上眼罩，直到看书的一方熄灯睡觉。

我和男友就睡前阅读的问题进行了有趣的协商。睡前我一定要看书，如果是本好读物，我能看上两个小时而不自知。而他则是关灯后才能入睡，因此我决定每晚点蜡烛看书。我有一台防风烛灯，对我来说很适用。这样感觉很惬意，尤其是在冬季，只需注意睡前一定要将它吹灭就可以了。

——罗哈娜，25 岁，学生

一个词——电子阅读器，有了这台电子阅读器，所有的翻来覆去、辗转反侧都消失殆尽。简直是个奇迹。

——丽萨，45 岁，两个孩子的妈妈，已婚 25 年

小台灯和眼罩都不能解决我们两个人的问题。要么是亮着灯两个人都醒在床上，要么关灯两个人都睡。假如其

中一个睡不着而另一个必须睡觉，睡不着的那一方就得离开卧室。假如是在汽车旅馆，那我就去浴室看书。

——伊莱恩，48 岁，已婚 22 年

旧床、硬床、软床……新床？

床的使用年限以及舒适程度也与睡眠问题息息相关。太长时间睡在同一张床垫上，床上式样也太老旧，更新装备就是迫在眉睫的任务。影响床垫舒适程度以及满足对不同款式的需求的因素是多方面的，随着年龄的增长，人们对床垫软硬要求的变化也是很常见的。

背部、臀部、肩部以及颈部有问题的夫妇，可以合理地考虑入手不同软硬程度的床垫。解决这个问题的有效方式就是更换一张可调软硬程度的床。这种床可能有两侧松紧度不同的床垫，也有可能用两张不同的单人床拼凑成一张大号床。网上很容易查找、搜索到想要的信息。你们可能查到信息后直奔家具店，所以，赶快擦干净信用卡准备花钱吧。

如果必须面对睡觉不安稳的人，可能需要买一块新床垫减小其在床上翻滚带来的影响。要解决这问题，乳胶床垫可能是明智的选择。同样，在互联网上花几个小时的搜索，会让你得到很大的启发。如果与床垫推销者面对面地讨论睡眠问题，他极可能会让你看到其他许许多多的可选方案。

也许需要的仅仅是一张大点的床。我所认识的两对夫妇，都是40多岁，仍然睡在双床卧室。令我惊讶的是，他们每晚完全可以安然入睡，他们很喜欢，也很自豪地谈及那种舒适的睡眠环境。许多夫妇们发现，在大床甚至超大床上睡觉，就会有足够空间避开粗重的呼吸声或是睡眠不安分的伴侣。这种规格的床适用于那些希望整晚在床上有创新睡姿体验的人们。如果你有过睡超大床的体验，那么你一定了解，睡这种床并不用担心会被对方打扰，相反，你要担心的是找不到对方。

> 最近，我们入手了一张超大床。辗转反侧与如雷鼾声再没有以前那么可怕了。我知道这得归功于被子下宽大的空间。我觉得在超大床上用手爱抚自己的爱人是一件非常浪漫的事，我丈夫也这样认为。
>
> ——MM，www.radionational.com.au/lifematters

为室温发火

研究表明，睡眠的理想温度因人而异、差别很大，说明并没有最佳睡眠模式的标准室温可言。我们只有在自己可接受的合适温度中拥有高质量睡眠。就像我们当中部分人适应热带气候，也有部分人适应北极气候（这也是速配约会时必须考虑的要素之一）。

尽管这样说，睡眠环境中的极端室温的确也会影响睡眠。众所周知，快速眼动睡眠是熟睡状态的重要阶段之一，这个阶段的睡眠对室温特别敏感。例如，在极低室温下，我们很难进入快速眼动睡眠状态。因此，抱怨室温过低和过高都是合理的。那怎么办呢？

如果温差很小，建议购买两侧重量不一样的羽绒被。同样，各用各的羽绒被、毛毯和床单，有助于双方都能在舒适的温度下睡眠。

家里安装了中央空调，意味着我妻子可以将卧室调到很热的状态。当我不得不盖着很厚的羽绒被睡觉时，往往会在半夜热醒后将被子掀开，然后不一会儿又被冻醒，这样周而复始。当我得知有一种简单和便捷的解决方案，也就是各盖各的羽绒被时，禁不住不停地拍打自己的脑门：怎么早没想出这样的办法呢。现在在卧室，我所要做的仅仅剩下催促她早关电视，而不是关空调。

——弗朗西斯，37 岁，工程师，已婚 7 年

我总是习惯性地盖严被子睡觉，这让我丈夫很烦，他总是抱怨床上太热，因此要伸脚出去降温，冬季也是这样。我知道这样想可能有些挑剔，可是，床的另一头的被子被人挑起来，我有时候因此冻醒了睡不着，就会睁着眼睛生闷气。在与一位有共同经历的朋友交流经验后，我决

定将所有的被子分截成两半，在床中间用一半被子包裹我的脚。这样问题得到了解决，我发现我甚是机智。

——米莉，52 岁，已婚 30 年

风扇和空调可能是比较难以沟通与协调的方面。如果一方在开着空调或风扇时无法入睡，而另一方不开空调或风扇就无法入睡，解决这个问题就变得非常棘手。达成共识是不可能的，妥协只会让双方无法安然入眠，放弃优质睡眠。这样，我们都知道后果会是什么。

有些问题并没有解决办法。我熟识的许多人最后只得分床睡觉，就是因为他们所说的完全不同的室温需求造成的。对他们来说，并不存在其他解决问题的空间。

何时上床

如果问题是由晚间就寝和早晨起床时间不一致造成的，那你们需要动脑筋制订一套作息方案以免吵醒对方。我们已经知道，强行改变人体生物钟并不是长久之计，因此，我们需要了解，这是一项长期而艰难的挑战。

在此提供一些建议：

1. 在木地板上铺上地毯或其他布料可减少噪音的困扰。

2. 喜欢早起的人上床睡觉时，夜猫子也要准备就寝，但要稍后才实际上床睡觉。

3. 夜猫子半夜上床时，要使用低光照夜灯。

4. 早起的人第二天要用的东西应当放在卧室外面，这样就不会在早起时在衣柜或抽屉里翻箱倒柜。

别这样行不行!

我们在第三章讨论过，如果要同床睡觉，必须采取措施限制令人不快的一些行为，比如打鼾、卷被子、使用笔记本电脑、看电视、磨牙和呼吸粗重。

比如，可以就以下几个方面达成共识。

1. 当你被对方的鼾声吵醒了数次，可以将对方推醒换个睡姿（不管他们是否承认自己打鼾）。

2. 如果将对方卷走的床单又拉了回来因而吵醒对方，不用愧疚，那是他们先卷走被子应付的代价。

3. 如果对方在床上翻身时造成的粗重呼吸声和磨牙声吵醒了你，你可以采取任何必要的手段离对方远点，从而让噪音减到最小。

《华尔街日报》登载的这篇文章，也许可以为你提供可行办法。

多年来，丈夫的鼾声令罗谢尔·托马斯不胜其烦，于是想出了“三击”惩罚的高招。每当被丈夫的鼻息声、鼾声或是翻身声——也就是压到床垫时发出的犹如廉价汽车旅馆的振荡器声音吵醒时，她就会给他来一下。

一击，轻推。

二击，猛推或猛踢。

三击，让他滚下床，去客房睡。

“这样避免了第二天早上起床后大发脾气，”托马斯夫人这样说，她是加利福尼亚州拉米拉达的销售代表，“我觉得‘三击’救了他的命，如果不这样唤醒他，我一定早已经结果了他的小命。”

同样，如果其中一方总需要在夜间起床，或者起床时数次打扰对方睡觉，那么考虑下面这些应对方案会减少打扰对方，这取决于各家的具体条件。

1. 如果对方半夜去卧室洗手间，可以让他去其他洗手间。

2. 如果家里只有一间洗手间，而且很靠近卧室，容易吵醒自己，那你需要和对方协商，上厕所不要开灯，如果仅仅是小便，可以不冲厕所。

3. 如果其中一位第二天需要早起工作或运动，或要干其他事情，前一天晚上就应将所需的服装、设备等放在别的房间，早起的时候使用其他洗手间（假如有的话）。

4. 如果一方总比另一方晚睡，后睡的一方不要开灯，也不要使用卧室洗手间刷牙或睡前如厕（同样，这取决于是否另有一个洗手间）。

另外，如果希望继续同床共枕，卧室里的家电使用也需要格外注意。我建议就使用次数进行协商。举个例子，看电视限制在晚上 11 点之前，上床后手提电脑只能使用半个小时。这算某种程度上的妥协，能否成功就只能祝你好运了。

其他事项

解决各样卧室问题的实用方法有很多。以下是就关于其他问题提出的建议。

1. 如果一方想裸睡，而对方又十分不习惯，那么裸睡的一方只有得到对方允许才能触摸对方。如果裸睡方想相拥而睡，那就需要考虑穿上睡衣。

2. 如果开着灯会令一方难以入眠，那就购买舒服管用的眼罩。

3. 如果噪声让一方难以入眠，那就看看市场上的各类耳塞，或者买一个发声器，制造背景声转移注意力。

4. 在床上吃东西往往会把床铺或卧室弄得一团糟。要达成协议：卧室里只能吃某些食物，而且熄灯之前卧室里不准留下任何盘碟。

5. 如果孩子们常常挤得你们睡不好，那就和孩子、配偶再商量一下睡觉和卧室的问题。

6. 如果卧室里的宠物让你晚上睡不好，你可以在卧室里给宠物安放一张床。

7. 如果自己偶染小疾会影响到对方睡眠，如感冒、流感，那要提前告诉对方有一人得暂时睡在别的地方，这样就用不着半夜三更协商这些问题了。

除了以上的建议之外，肯定还有其他的解决方法；但我希望通过这些例子说明，解决此类打扰睡眠的问题时应该如何着手。需要根据自身情况灵活运用以上建议。如果以上没有谈到你的具体困境，我想本章的内容会激发你的奇思妙想。我不认为有万能的良方来解决各自具体的睡眠问题。

我们首先需要考虑的是如何解决问题而不是问题本身，要经常发表意见，别让思维故步自封。可以问自己这个问题："为了让这办法行之有效，应当有什么样的变化才行？"然后再次使用头脑风暴的办法找出解决之道。最好的办法往往源自看似荒谬的建议。

如果这些意见并没有帮助你解决问题，或者你尝试了很多方法却仍然不能好好睡觉，那可能我们得再次深入地探讨这个问题，从戏水池走向浅水池。

浅水池

如果你知道自己和对方无法长期在同一张床或是同一个房间度过每晚，那么，这里有许多选择可供参考。同样，思路开阔，跳出固有思维模式有助于找到问题的解决方案。

许多夫妻通过暂时分居而找到解决睡眠问题的出路。这样的安排为多数夫妇所接受，因为他们清楚地了解无法同床睡觉，问题非此无法解决，但他们又希望在适当的时候也能够同床共度良宵。他们很乐意同床，但偶尔也有分床的需求。当然，这种分居如何安排，依每对夫妇的实际问题与需求而定。

其中的一些安排可以是这样的：

1. 同意偶尔去客房休息。可以和伴侣协商使用客房的次数，谁去客房睡以及谁应当去客房睡的理由。

2. 假如没有另外的卧室，那么，当分床睡觉不可避免的时候，在书房或是婴儿房里准备一张床垫（舒适而且是事先准备好的）也行。

3. 在书房或阳光房里准备一个沙发床，保证必须是成品，且能整夜或半夜使用。

4. 条件实在有限的话，可以考虑让你们其中一位睡躺椅。如果这种情况经常发生，应当准备一套床上用品（枕头、床单、羽绒被/毛毯），以备去躺椅上睡觉的人临时的需要。

偶尔睡客房的另一个好处是维持在主卧里的二人亲密关系。这种亲密关系可以让主卧室成为夫妻二人关系紧密不断的一个基地，而去别处睡觉只不过是别的需要所致。一些人可能认为这纯粹属于文字游戏，可是，你试试对另外一些夫妻说说看，他们也许就通过尝试这样的安排而找到了属于自己的睡眠天堂。

我们称客房为“睡眠避难所”，不管哪一方需要休息，客房都是一个不错的选择。忙碌的工作以及家里有两个宝贝需要照看，意味着我们俩每周会分床睡觉好几天，其中一个会睡在“避难所”。可是，在生活的这一特别阶段，我们宁可选择睡好也不强求睡在同一张床上。当然，如果是假期，我们会同床共度良宵，但在工作日的时候，保证优质的睡眠才是首先需要考虑的。

——墨里，30岁，保健业人士，已婚3年

家里有客房，我们俩其中一个每周两三次都会睡在客房里。在我们上床睡觉前总会商量谁睡客房。如果第二天他要出差，考虑到他早起会打扰到我睡觉，于是今晚我就会去客房过夜。

如果我们俩第二天都没有出差计划，今晚我们就会睡同一张床。如果我睡不着，这种情况也经常发生，我就会看书。这也会打扰到安的睡眠，于是我起床到客房去睡。这样不仅减轻了双方的压力，也使我们睡得更好。这是一种解决实际问题的有效方法，睡好了才有劲儿从事一天的工作嘛。

——安和尼尔，都是46岁，已婚19年

我是今年看到一篇文章后才去客房睡觉的。以前我们俩从未想过分床睡觉，在我们的观念中，每晚与伴侣相依而睡是一直以来的习惯。我们分床睡觉，睡眠质量会更高，这对我们俩来说都利大于弊。但是我只能睡在客房，我还没有睡过床，每晚只有羽绒被套和被单伴我入眠。我的睡衣还放在卧室的枕头下，每晚我都准备好上床睡觉，也用卧室套间里面的洗手间。卧室仍然是我生活的一部分，只不过现在并非每晚都去卧室睡觉而已。

——伊丽莎白，60岁，已婚25年

对有些夫妇来说，假如有一方睡不好，还有另外一种安排是可以理解并接受的，那就是同房而分床睡觉。根据卧室的大小和预算的多少，可以考虑购买一张超大的双人床或是两张单人床放在卧室里。这样的安排并不会阻碍你们的亲密接触，以及夜谈和晨谈。

如果发现尝试了许多方法但问题的解决仍不能取得实质性进展，或者你认为真的到了不得不分房睡觉的地步，那么，接下来我们来见识一下如何在深水池解决问题，当真做到分床睡觉。

潜入深水池

你和伴侣每晚分开来睡，这种安排从技术层面上解释并不难。

进入深水池，你和对方各自拥有属于自己的睡房，或者一方每晚睡在家里的其他房间，但你们仍然共享卧室里的一切。

对有些夫妻而言，分床睡觉是逐渐到来的。一段亲密的关系或婚姻，意味着夫妻双方能在床上愉快地共度良宵，这是传统，或称为正常的开始。但是像打鼾、生病、有了孩子，或是不断变化的优先事项，会促使这些夫妻在某个时候下决心，认为分床睡觉才是最好的选择。

婚姻刚开始，我们一起睡了一段时间，但那个时候，他瘦得多，年轻得多，也不像现在这样打鼾打得吓死人。不过，从一开始我就不得不戴上耳塞了。他有打鼾的家族病史，他自己的父母最后25年也是分床睡觉的。

——苏泽特，40岁，行政助理，已婚17年

刚开始的时候我们同床睡了相当长一段时间。后来道格开始在沙发上睡了，鼾声越来越响，我会下意识地不管他。因为，如果我将他吵醒，喊他来床上睡，我就会成为他鼾声的受害者，整夜无法入眠。直到四年前，我们一致决定，分房睡觉才是最佳的安排。

——潘妮，40岁，母亲，已婚14年

刚开始的时候，我们都很保守，从来没有过分床睡觉的体验。20世纪80年代，我还在玛雅从事床上用品工作，我惊奇地发现，许多已婚夫妻分床睡觉。当时我就在想，他们的婚姻肯定出了问题。但是在过去的15年里，我开始打鼾，乔治对声音很敏感，于是他不能进入熟睡状态。我习惯睡前听广播，这个习惯几乎要逼疯了他。我也尝试过许多方法改善打鼾的状态，例如我用T恤做成的带子绕着头绑住下巴，但这些都是无用功，我们的睡眠状态越来越差。时间一长，年龄也大了，我们不得不接受现实，于是我只能去客房睡觉。

——梅，66岁，退休工，已婚40年

每次玛格丽特上夜班，她都是第二天凌晨两点才到家，四点半才能上床睡觉。这就意味着在我睡到自然醒之前，她都会吵我近一个小时。我清楚她总是抱怨我在床上翻来覆去，睡觉不安稳。我有打鼾的习惯，用她的话来说，我是在“床上演戏”。总之，我不能适应她的作息习惯，因此，好几年前，我们就达成了一致，她睡楼下的卧室，这可能是最明智的决定。

——约翰，58 岁，建筑承包商，已婚 30 年

对于我俩来说，许多因素导致我们分房而睡。可能是我动过许多手术的缘故，他的膝盖也动过手术，我认为我应该有自己的睡房了。因为动过手术，我独自在自己的卧室里睡，过了一阵子后，我才意识到，有自己的空间是多好的一件事情啊。人生没有回头路可走，现在，我俩有时被迫同睡一张床，感觉起来真是怪怪的。

——冯，72 岁，已婚 55 年

其他一部分夫妇能够迅速地接受分床睡觉。不过，这样的情形并不常见，更多人还是经过很长时间才明白这是非如此不可的事情。

我和迈克尔是在14岁时认识的，6年后开始婚姻生活，却从未能睡在一起。刚开始，我们以为结了婚就能够一起睡觉了，但事实并非如此。我们一直尝试着同床共寝，最后却总以分床睡觉而告终。对此，我们双方一开始都能理智地接受，并没有心理负担。分床睡觉对我们而言从未引发出什么严峻的问题，睡不好所带来的困扰才是费人心神的问题。因此，分床睡觉的决定让我们俩都得到了自由。

——梅丽莎，47岁，总经理，已婚27年

如果依据实际情况决定分床睡觉，那么，还有一些具体计划需要制订。

睡哪里？

如果你家有现成的客房，事情就好办了。需要考虑的问题只是到底谁去客房睡。如果你们现在的卧室空间足够大，有套间、有空调、有壁橱，还有精致的家具等，那么这将是个非常棘手的问题。你将如何抉择谁去谁留？扔硬币？抓阄儿？这是个十分艰难的抉择。

我丈夫的卧室比我的要大许多，还带有套间，这是两间卧室的主要区别。但我宁愿睡自己的卧室，因为它的朝向有助于享受夏日的清凉晚风，这就是我想要的。因此我们协商谁睡客房的事情比较容易。

对于特别希望换房的一方而言，那一方会明白你们挑选的房间并没有自己想象中的那么好，但这也不是非如此不可的。一切的协商都要根据客观条件达到有利双方的最终目的。

对于那些家有儿女或其他家庭成员的夫妻而言，睡客房几乎是不可能的事，由此引发出一系列需要妥善解决的问题。一般来说，破旧沙发往往就成了解决问题的常见办法。

睡了几次长沙发后，我决定我还是长期睡客房吧。不幸的是，家里只有一间小客房，而且在里屋，靠近厨房。尽管我不愿承认，可我清楚，那里就是我的卧室，因为是我在格莱格吵得我睡不好觉的事情上大做文章的。但令人欣慰的是，在我抱怨一阵子后，两个人翻修了这间客房，配置了好地毯和噪声很小的逆循环空调。客房有一张舒适的床，尽管是张双人床，还有无可挑剔的床上用品。每当我晚上口渴想喝水时，几步路就可以解决这个问题。

——玛利亚，38 岁，数据分析师，已婚 8 年

在我们觉得两个人再不能同床睡觉后，他就决定在沙

发上就寝。由于家里孩子多，我们的房间刚好够用，所以家里并没有多余客房。鉴于此，我们购置了一款舒适的沙发，够他完全伸展开身体睡觉。这是一款单人沙发床，这也是我们双方协商的结果。幸运的是，这只是临时的办法，因为明年我们准备为他再建一个房间。我们知道，他比较难睡着，睡着了又容易醒，因此，他睡在沙发床上就意味着万一半夜醒了就很难再睡着了。

——苏泽特，40 岁，行政助理，已婚 17 年

我和丈夫在一起 13 年了，但是在过去的十一年里，我们一直被同床睡觉的麻烦所困扰。房子太小，住的人却多，因此，我只能去睡沙发。睡沙发并不影响身体健康，而睡眠不足却常常给我带来困扰。时间长了，就只能采取这个办法。从床上爬起来去睡沙发，我可真是烦得要死，所以现在，我干脆将枕头和毛毯都搬到沙发上了。

——卡洛琳，30 岁，摄影师，已婚 7 年

重叙浪漫

这一节同样适用于那些仍在尝试着解决问题却越走越深，以至视分床睡觉比同床而睡更习以为常的那些人。对于那些每晚没有相拥而睡的人们来说，通过与伴侣保持亲密行为来维持二人关系是非

常重要的，这是使你这种亲密关系与生活中其他关系不一样的关键所在。正如我多次提到的那样，我并不是仅仅在讨论性生活。虽然性生活不可小觑，但是，在没有日常机会进行情感的、日常交往的和身体接触的情况下，正是这些细小的亲密行为容易被忽视掉。

临床指导心理学家和性福研究协会的创始人蒂莫西·夏普医生认为，夫妻应该思考亲密关系的构成部分，这与每一对夫妇紧密相关。他强调，亲密行为与睡觉彼此不同。理解这种不同的本义很重要，当然，了解适用于自己的亲密行为同样不可忽视。亲密关系可以通过不同层面、不同方式表现出来。的确，性交流和其他身体接触属于亲密行为的范畴，但是这些行为都可以在每一天的任意时间和许多地点进行。同样，亲密行为还包括例如拥抱、牵手、接吻等，这些都可以在任意时间、任意地点进行。我一直鼓励夫妻们能够尽可能宽广地对“亲密行为”进行定义，而并不是仅限于晚上在床上做爱。亲密行为是你所能想到的任何行为，无关方式与时间。如果决定分床睡觉，那并不表示你们不再是亲密爱人。

然而从另一方面来看，分床睡觉也并不意味着你们一定要成为那种即使在厨房也必须亲吻拥抱的亲密夫妇。夫妻双方不应该由于有了不同的就寝选择而感觉好像失去了太多亲密的感觉，这才是最需要注意的。

芭芭拉·巴蒂丽克博士是纽约精神病医生，也是解决性生活问题的专家，她看出，夫妇决定分房睡觉的时候，会有三大麻烦。她确认，睡得香的话，彼此身心各个方面都受益，幸福生活快乐又久长。可她也指出，果真做了分房睡觉的决定，夫妻就得约法三章，养成良好习惯，目的是要浪漫相爱，而非弄成互相做伴的合租关系。

巴蒂丽克博士开出以下的方子。

爱的触碰变少：即便夫妻之间并不习惯晚上相拥而眠，但在快要睡着或已经睡着的时候总会和对方有身体接触。不论是有意还是无意，这种身体接触让夫妻之间更加亲密。这种触碰还会带来可估量的生物效应，激发催产素——一种加强纽带关系的激素。

解决办法：芭芭拉·巴蒂丽克博士建议夫妇即便在大白天也要有肢体接触，借此相互表达情感。不要只是各走各的路——尝试亲一下对方或是宠溺地拍拍对方。或者是看电视的时候，两人十指紧扣，相互依偎在一起。

没机会枕边私语：你们可能会经常商议孩子、车子和狗的事情，但晚上当你放松身心准备睡觉或者早上刚醒来的那个时候，两人枕边私语会让人感觉异常亲密。这种私密、随意、连续的闲聊能让婚姻生活更甜蜜。

解决办法：巴蒂丽克博士建议夫妻试着同床入睡，但双方达成一致，如果对方的睡眠习惯影响到了自己，那就可以换到其他房间去睡——到了早上，先醒来的那位爬到对方床上，共同迎接新的一天。

性生活插曲变少：毫不奇怪，人们对分房睡觉最大的顾虑就是影响性生活和谐，但是巴蒂丽克博士提到，很多分房睡觉夫妇们的性生活质量反而提高了——分房睡觉能让欲望更加强烈！这是有一定道理的，研究表明，睡眠不足会同时降低男性和女性的睾丸激素，这会干扰两性欲望，导致男性更难勃起而女性则更难到达高潮。巴蒂丽克博士认为，这同分房睡觉相比，更能威胁到夫妻间的亲密关系。而且事实表明，保持一定的距离确实能够让彼此的身心都更具诱惑力。

解决方法：多休息一般会让人性欲增强。因此，她建议分房睡觉的夫妇应该定期发生性行为。如果觉得这种计划好的“约会之夜”不够浪漫，可以尝试给性生活再增添些乐趣。试试一些你觉得亲密的浪漫举动，如互送性感字条，晚餐的时候点上蜡烛或者共浴。还可以尝试一些让人愉悦但是不涉及性的行为，包括跳舞、按摩或者只是餐后散步时牵牵手。

我已经详细介绍了巴蒂丽克博士的建议，包括书中大多数受访夫妇遇到的三大麻烦及其解决方法。如果夫妇分房睡觉单纯只是为了睡得香，他们会想办法保证性生活不会因此消失。

晚上（我是指大多数晚上）我经常会在弗雷泽准备睡觉的时候去他卧室聊会儿天，两个人躺在床上，我在他入睡前亲吻并拥抱他。睡觉的时候我们会把门开着，这样同床睡的时候，如果一个人想关灯睡觉，会说："晚安，亲爱的，爱你。"另一个会回答："晚安，亲爱的，我也爱你。"早晨当弗雷泽穿戴整齐之后，他会来到我的房间亲吻我，让我从睡梦中醒来。并且每逢周末，我们中谁先醒来就会到对方的床上，深情地拥抱对方。

我们经常拥抱、亲吻对方，性生活很健康，且不只是在卧室发生。如果同房睡的话，性生活会更加频繁？我们永远不会知道答案是什么，但是我们都不觉得我们的性生活不够和谐。我们决定分房睡觉的时候就想好了如何保证肉体关系和亲密关系，如果感觉自己或者对方开始疏远彼此，我们会相互提醒。

受访夫妇们激情澎湃地提到的"让浪漫保鲜"，就是夫妻间要一直保持亲密，我可以很诚实地说没有人认为分房睡觉会让性生活频率降低。忙碌的生活、孩子、压力、年纪越来越大，这些都被认为是夫妻间拥抱、亲吻和性生活减少的原因，但是正如最后一章指出的，大多数受访者认为得到更多休息反而会让他们更加亲密。芝加哥现代家庭委员会公共教育部主任斯蒂芬妮·昆茨就说过，很多夫妇都自信能拥有美满婚姻，但他们并不喜欢同房睡。我认为这并不涉及性生活。

接受采访的夫妻们觉得有必要用更多行动来保证夫妻关系

能够长久亲密，但同样，最常听到的故事是分床睡觉都有着好的结果。

我们分两个步骤确保夫妻间精神和肉体上的亲密。最好的例子就是介绍分房睡觉取得成功的夫妻们。

保持亲密感

对我们来说，多交流能很自然地变得亲密。交流对我们来说是最基本的，如果没法了解对方的生活，我们就会日益疏远。这比说晚安和早安要重要得多。在家的时候，多搞家庭聚餐就能避免这一情况的发生，当孩子们都睡着了，就是我们交流的时候了，了解对方这一天过得怎么样。我们也有可能只是看看电视、喝杯酒、讲些有意思的事情。幸运的是我们在同一间办公室上班，能够一起上下班，让我们有更多的时间相处。我们都不觉得不同床睡会让我们的性生活不和谐。

——尼尔，人力资源职业人士，46岁，已婚19年

我到床上就只想睡觉。但是如果我上床够早的话，老公就上来抱我，我们静静地躺20分钟，聊聊天、相互依偎在一起。如果我醒得早，比方说5点，我就会跟他在沙发上偎在一起。白天的时候我们会拥抱，看电视的时候，

我会把头枕在他的膝上。

——苏泽特，40岁，行政助理，已婚17年

每天晚上睡前我们会在床上躺上至少一个小时，然后各自睡觉。有时候我们待在一起也是做着各自的事情，有时候会一起看电影、电视剧。如果忘记了，他就会提醒我，但是即便是被迫的，我也很高兴——我真的很感谢她如此坚持，不然的话我就只能怀念这种亲密感觉了。我们每天晚上也都会一起洗澡，我很喜欢在这个时候聊天、商量事情，我们俩都很享受这种二人世界的时光，远离孩子和日常生活。

——约翰，33岁，医学界人士，已婚3年

我们每天晚上都会一起喝热牛奶、聊聊今天的逸闻趣事，然后各自回房睡觉。我们会在同一时间上床睡觉、同一时间起床。还会找时间过二人世界的生活，因为我们是相伴一生的搭档，相互依赖。

——梅和约翰，都66岁，已退休，已婚40年

周末道格会到我房间来，我们会在床上待很久，问问对方这一周过得怎么样，因为平时我们都太忙了。尽管工

作日的时候我们每天都能至少说上四次话，但是都不浪漫——这并不是我们真实的相处状态——但是它们也确实存在，对我们也十分重要。有时候我会给已经上床的道格发短信，说我想喝咖啡，他会立马去帮我冲好，送到我的房间之后再去睡觉。这种感觉很棒。周末的时候我们全家人都会睡在一起——我、道格还有孩子们。我们都很喜欢所有人睡在一起的感觉。

——潘妮，40 岁，家庭主妇，已婚 14 年

我们俩都觉得每天早上在床上腻一会儿很有必要，不一定是为了性生活。这种相互依偎在一起，躺在床上聊天带来的亲密感是很重要的。尤其是在节假日，大概早上五点，我们之中会有人溜到对方床上，然后两人一起醒来。这些都是为了制造在一起的机会，并不是说要同床睡，而是当太阳升起时我们是在一起的，一起迎接新的一天。

——梅丽莎，47 岁，行政主管，已婚 27 年

对我来说就是要搂搂抱抱，有人会说这太老套也太女孩子气，但是我不在乎。我老公知道我喜欢拥抱，弥补我们因为不同床而身体接触变得少些的缺憾。我会主动要求拥抱，和他窝在沙发上。他现在已经知道一起窝在沙发上

看电视也是拥抱的一种。我认为这种对触碰的原始需求与某些因素相关。我是触觉很敏感的人，所以经常想要拥抱。我老公说他常常希望这种拥抱能更胜于我们的身体接触，有时候也达到效果了。

——贾斯汀，32 岁，城市规划师

维持性生活

性生活？想要就会有。如果有需要，一样也会有。如果想要亲密互动，可以直接说出来。如果需要有人陪，我会让老公和我一起睡——但是谢天谢地，我们没有必要每天都睡在一起。

——戴安娜，52 岁，教育界人士，已婚 30 年

我们分房睡觉已经持续了 10 年，性生活在沙发上愈发和谐。孩子们回到他们自己的房间去睡了之后，我们又再度同床睡了一段时间，尽管如此，我们仍然觉得沙发是性生活的好场所。

——麦克和丽莎，41 岁和 39 岁，已婚 10 年

分房睡觉一点都没影响我们的性生活，不过有了孩子之后，性生活确实受到影响，频率已经有所减少，以前是

每天，现在是最少一个星期一次。性生活其实随时随地都可以发生。

——卡罗琳，30岁，摄影师，已婚7年

虽然我们并不是分房睡觉这方面的专家，但是不得不说我们的性生活并没有受到影响。自从分房睡觉以来，我们依然通过努力有了两个孩子，所以我觉得分房睡觉没什么大不了。我还是在主卧的浴室里洗澡，我们也经常在那里激情澎湃。我想说不论我们是否开口，我们都知道彼此什么时候有欲望。对我们而言，行动就表明了我们的想法。有时候我们会丢下手头上的事，在对方要睡觉之前跑到床上去，两个人一起在床上躺会儿。我猜你有时候不得不做点什么才能有性生活。我们觉得这个生活方式很适合我们。我想就算同床睡，性生活的频率也不会变，因为我们的睡眠习惯并不相同。

——妮娜，41岁，人力资源部门高管，已婚15年

夫妻之间要想长期保持亲密并不容易。我们要正视这一事实，时间一长兴奋感自然就消磨殆尽。自从分房睡觉以来，我和我老公都不得不探索新的相处方式，回归正常但是又很与众不同。对我们而言就是一个词——

努力。这并不是说你努力一次、两次或者十几次就行了，我们每天都要努力保持夫妻间的激情不减，让一切回归正轨。就像生活里那些美好并值得我们奋斗的事情一样，我们下定决心坦诚地商议我们的睡眠习惯是如何损伤我们亲密关系的。

我们意识到就像生活中其他的事情一样，例如保持身体健康、合理膳食或者是计划度假，我们也要积极地思考性生活。我们要放点音乐，坐在沙发上喝点小酒。我可以穿性感的睡衣，我知道他会喜欢。他可以给我留温馨而又调皮的字条。或者如果他真的想给我惊喜，我知道这听起来很疯狂，但是如果我回家发现家里十分整洁、家务都做完了的话我会很开心。我不得不说他为我做的一切都很有效果，因为他帮我完成了很多家务，这样就有更多时间享受二人世界了。这并不花我们一分钱，只要我们有心去做。我们应该为此付出努力，不需要时时刻刻如此，但要足以让生活保持刺激有趣，而不至于一切都变得习以为常、乏味而无聊。我知道这些可能听起来像老生常谈，但有一定道理……因为确实有用。在一天要结束的时候，我们发现不论在哪里睡都想让爱情保鲜、婚姻美满，这些都要我们努力去经营。

——艾米丽，30岁，国际航线空姐，已婚1年谈到性生活，我们当然不像从前那么有激情，但是已经有三个孩子了，肯定也不会差到哪里去。如果没睡好，早上起来带着愤恨情绪，那就什么激情都没有了。现在我们的性生活越来越频繁，因为现在不再那么讨厌道格让我睡不好觉了。一分房睡觉我就怀孕了，所以我可以向你保证我们至少做了一次。我相信做了母亲的女性在早上比在晚上更容易亲近，因为白天要做太多的事，已经筋疲力尽。我很高兴能睡个好觉，老公不会再把手放在我的胸口上了。但是一觉睡醒之后，如果老公溜到我的房间，我一样很高兴。

——佩妮，40 岁，家庭主妇，有三个孩子，已婚 10 年

分房睡觉完全没有影响我们的性生活。谁有欲望了就去到对方房间。如果睡不着，对方也还醒着，可以去别的房间睡。这是尊重他人的表现。我们一直都对性生活十分满意，现在也是如此，但是如果谁想要的更多，我们会直接说出来。这完全不是问题。

——理查德，48 岁，信息技术工程师，已婚 20 年

我们依然有性生活，一般不会太晚，因为我不能熬夜。吃完晚饭、洗完澡、哄完儿子之后就可以过二人世界了，看看电视或看看书，或者是躺下来聊聊天。我们之间

仍然很亲密，性生活也很频繁。大部分情况下都是在我的床上，虽然我很快就睡着了。

——夏洛特，24 岁，教师，已婚 1 年

我可能有点夸张，但是最近我们越来越喜欢冒险，像是在玩游戏。我喜欢早上偷偷爬到她床上抱她，最后我们往往并不会有性行为。但是，我们开始在屋子里的其他地方尝试，我可以很诚实地告诉你，这是我没有意料到的额外福利，因为现在我妻子就像当初刚开始约会时那样羞涩，这让我很享受。我不确定这一状态会持续多久，但是现在，我没法想象不和我妻子发生性行为，如果真那样的话我俩之间就真的出问题了。

——麦克，52 岁，庭院美化师，已婚 23 年

我们的婚姻并非建立在性生活上，而是包含了很多其他的东西。我们很想也需要彼此更加亲密。之前生病的时候我们仍然有很频繁的性生活，所以分房睡觉压根就没影响到我们。

——约翰和玛格丽特，58 岁和 50 岁，已婚 30 年

我希望这些人的故事能够让更多的人发现分房睡觉并没有那么

神秘和不可取，而且它并不会结束夫妻间的亲密关系。一般来说，如果分房睡觉又没有性行为，是因为你们不想，而不是因为分房睡觉。在大多数情况下，除睡姿之外的其他因素更容易导致性生活和其他亲密活动减少。坦白说，有一些夫妻同床但很少交流、亲吻或者拥抱，他们的性生活很糟糕，甚至没有性生活。

我们必须同床睡觉？你没开玩笑吧？

对于初次涉及分房睡觉的夫妇来说，还需要制订计划，应付必须同床睡一晚或好几晚的情况。比方说有朋友、亲戚在家过夜，或者外出度假。根据我个人的经历，不论住哪儿，我和弗雷泽都尽量分房睡觉。幸运的是，我们双方父母的房子都能满足我们这一需求，但如果是和朋友一起或者外出度假就不一定了。旅游的时候支付两间房的费用我们还能接受，但是问题就变成了谁睡大一点的房间——我们一般是轮流，很有礼貌。

然而，如果我们想住在首府城市的市中心，订两间房就会超出预算，出国玩也是这个情形。我能想到的办法就是睡觉戴耳机。然而，就像我之前说的，三个晚上是我的极限。我曾经在沙发上睡过几次，我也从不低估几杯酒助眠的功效。如果白天玩得尽兴，到晚上就容易睡着。但是有时候我就是睡不好，不过一两天我还是可以忍受的。

受访的夫妇采用的策略都差不多。常见的解决办法之一是让孩子们（他们似乎在哪儿都能睡）分房睡觉，这样父母们就可以跟着分房睡觉。要学会在旅游的时候睡午觉，并记住，外出度假并不需要时刻保持头脑敏锐。然而，还有很多更具创意的解决办法，尽管有些分房睡觉的人觉得假期永远都不是曾经的样子了。

尤其是在外度假的时候，我会吃事先备好的安眠药。我这么做不为别的，只是希望两个人不得不一起睡的时候能够睡得好一些。顺便说一下，我是非常爱他的。

——鲁鲁，42岁，司法界专业人士，已婚6年

旅游时，我们就各带一个孩子分两间房睡。如果订不到两间房，我就戴耳机睡觉，就是丈夫车间用的那种护耳器——凿墙时戴的。你们可能很难理解我睡觉的时候怎么能忍受戴着这个东西，我觉得垫一个软一些的枕头就不是什么大问题。我父亲打鼾的时候我就这么干过，非常有用。我们刚露营回来，当时他知道要是跟我们一起睡在租来的小屋里的话，其他人就都别想睡着了，所以他很自觉地去睡外面的帐篷了。

——苏泽特，40岁，行政助理，已婚17年

我最怕旅游了！为什么？因为不得不戴耳机才能睡着。这又是为什么？我有三个孩子，我要时刻保持警惕以防他们需要我。我们才去过努萨，在那儿过了一夜，当时想的是只是一个晚上睡在一起，肯定没问题。事实是——不，问题大了。大概凌晨3点的时候我实在受不了他的鼾声了（他当然不承认），然后我们吵了一架，最后他妥协去沙发上睡，盖的还是我的衬衫。

——潘妮，40岁，家庭主妇，已婚14年

坚守新生活

如果觉得你们的方案已经进行了反复商议和完善，在投入运作之后就可以高枕无忧，那就大错特错了。就像社会生态学家彼得·德鲁克说的："方案如果不努力实施的话就只是美好的想法而已。"时间的流逝和周遭环境的变化，会给夫妻关系带来各种各样的影响。人与人之间的关系并不是一成不变的，而是随着时间不断演变，所以不要因为现在婚姻美满就扬扬得意。

摸索出了合适的方案，不管修改了多少次，都必须和你的另一半定期检查方案的执行情况，观察这个新的生活模式是不是对双方都有利。睡眠改善之后笑容多了，看起来也年轻了好几岁，但也要对这个新生活模式保持真正的兴趣。

重新回顾分房睡觉的主要原因，也让另一半了解分房睡觉的方案开展的流程，对整个方案的实施尤为重要。这就好像尽管球杆已经击中高尔夫球了，还是得保证球杆每次都要抡到位。跟另一半探讨方案执行中遇到的各种问题，或者搞清楚这个方案是不是真的有积极影响，这些做法都会帮助人们做出正确、长久的决定。

蒂莫西·夏普博士建议：方案敲定之后要时不时地检查实施的具体情况。方案完成并不代表万事大吉——夫妻之间要定期商议并检查方案开展的进度。如果发现任何不对劲的苗头，就必须重新评估、检查并修改。

当我们最终决定分房睡觉的那一刻，就决定先尝试星期天到星期四分房睡，这样我才能睡好觉不影响上班。但五六个月之后，我开始变得害怕过星期五，因为必须和男友睡一张床了。我知道如果告诉他我不想这样的话，他肯定会伤心，但又不得不说。我已经习惯了良好的睡眠环境，突然意识到为什么要在休息日的时候把自己搞得萎靡不振呢？我应该放松身心，做些喜欢的事情，而不是在过周末的时候还浪费时间补睡。爱一个人不代表就能接受他的全部。我认为我男友必须认识到这一点。

——贾斯汀，32岁，城市规划师

优先讨论两人睡觉模式的新方案，能保证掌握实际生活状况和共同分享新方案带来的影响，从而保持与另一半的紧密联系。随时相互交流就能及时改进方案。这可能是你们俩必须共同探索的新领域，而且最开始的时候很可能不会将一切都考虑周全，所以相互之间要坦诚交流，共同完善方案内容，让双方都对这个分房睡觉的决定充满信心。

要做的调整可能包括：提醒另一半睡前要拥抱，或是每天晚上花半个小时聊天。还需要微调一些已经达成一致的行为。比方说：“我知道我们说过会努力也会每天晚上都拥抱对方，但是我们都很忙，有时候没有真正做到。如果能够保证周末的时候拥抱，是不是会好一些呢？”

一旦开始实施新的睡觉方案，要保证都遵守这个决议的所有要求。只要觉得有问题，可以随时调整方案，但不能放弃，最开始的时候你们确实没法知道当时敲定的各项准则是否真的适合彼此。

拿早安吻别这个举动打比方，我想要有（现在依然如此）早安吻别是因为我不希望弗雷泽起床去上班了我都不知道他已经走了。我的底线就是不能失去日常生活中维持我俩关系的纽带。最开始实施这个计划的时候，很多次他都不想因为早安吻别吵醒我，但是对我来说早安吻别比吵醒我更为重要——所以他现在每天早上就会同我吻别。我要坦白的是——大概有两到三次我们因为吵架他没有亲我，因为他当时在生我的气。对我来说，好处就是这真正地让我认识到了吵架的严重性——所以这也算是额外福利。在商量分房睡觉这个事情上我们每个人的底线都不一样。

如果你都不跟对方讨论方案的进展情况，就没法根据实际情况做出调整，成功就相当有难度，这太可惜了。窝在沙发上时，或者是享受二人世界的时候，其实就可以尝试交流交流新方案。

因为我们工作的时间不太一样，而且我睡楼下他睡楼上，就害得我们有时候一连几天都见不着对方，话也说不上，我们可能一个星期也就有那么一次机会能够坐下来一起吃顿饭。好在约翰读得懂我的每一个动作，也知道我在哪儿，同样，我也知道能在哪儿找到他，还知道他每天过得是开心还是不开心。不仅如此，家中所有的重大决定都是我们俩共同商议并达成一致意见后做的。我们不会不顾对方私自做一些重大决定，这就意味着约翰有时会在我上班的时候找我，或者我们都抽出时间打电话又或者是他早点下班来公司接我。我们都很尊重对方。

——玛格丽特，50岁，零售业经理，已婚30年

发奖了

分房睡觉的确有可能让二人的关系蒙上阴影，但也有同样大的机会使一方或双方皆因此受益，很多夫妻都谈及睡好觉以后人感觉多么愉快。

我比潘妮早醒，因此我发现，自己真正喜欢的是去煮一杯咖啡端回床上喝，一边翻杂志或上网。这事我真的好喜欢，假如非得再次同床睡觉，我会非常怀念这样的生活。有时候，别的所有人都还在睡觉的时候，我会这样边喝咖啡边看报上网消磨掉整整两小时。就这样靠在床上，暖和又舒适。我真的好喜欢这样。

——道格，43岁，IT项目经理，已婚14年

现在，我住顶层房间了，因此可以将书架放在客厅里，我所有的书都可以放进书架，这样厨房的瓶瓶罐罐和工作用的计划报告等就可以放进厨房里。以前总得将这些东西放在别处。这是我的窝，对我来说非常重要。

——约翰，58岁，建筑承包商，已婚30年

以前从没想过会与妻子分房睡觉，因此我惊讶地发现，这办法对我们两个都不错。其中一个好处是，假如半

夜3点醒来，我伸手就可以拿起平板电脑了，真是太好了。

——理查德，46岁，体育界人士，已婚21年

我的卧室现在整洁多了，我将卧室装得更有女子气了，以前他可是不许我这么干的。感觉以前一直被人困在什么地方，现在就像第一次拥有了属于自己的东西，就是我自己的空间，专属我一个人。我可以装修成自己喜欢的样式，想怎么用这卧室就怎么用。再没有水瓶，没有手表，没人在床上吃东西了，也没有巧克力扔在床上。我在床边摆上了鲜花，还有一些水晶瓶，换上了新床单和枕头。我发现这么住真是身心大解放啊。

——安妮，44岁，高级经理人，已婚20年

索菲搬进另一间卧室了，我实际并不在意。以前一直以为两人非得一起睡，因为传统习俗是这么要求的。可是，这种分床睡觉的安排对我们两个人都好。到时就睡觉，可以起床喝杯水，可以去厕所……随便干什么都可以随心所欲。因为半夜不会被什么东西吵醒，睡觉的质量也高出很多。尽管是被动的，我还是喜欢这样分房睡。我经常在半夜醒来，分床睡对我很方便。可以很早就起床，然后又去睡回笼觉，不会打扰任何人。真是不错的办法。

——安松尼，62岁，教育界人士，已婚25年

计划行不通怎么办?

爱迪生说过："我并不曾失败过，只不过走了上万条行不通的道路。"本章不揣冒昧地专注于很多解决方案与成功案例。但是，我们都知道，任何计划都有可能行不通。我们想要通过分床睡觉满足睡好觉的要求，一路上却可能遇到很多障碍。有些人会遇到高山阻挡，另外一些人也许永远也没有办法解决他们睡觉的问题。并非每个故事都有快乐的结局。假如我们发现结局不甚美满，那可能需要再找别的书来看看，因为所涉及的问题可能远不止晚间睡觉的麻烦。有时候，跟自己的家庭医生聊一聊也不失为一个好办法。

不过，做计划的时候，应当思考一下，哪些地方有可能出错，而且应当彼此因此交换看法。假如预先看到纰漏并做好防范工作，失望和挫折即使到来也会降至最低水平。

能够预见的问题，其程度不等，这会影响到解决这些问题的难易程度。例如，较小的问题包括：

1. 假如一方想去另一方床上，而对方却不让。

2. 双方都不想自愿搬进别的卧室。

3. 家里来了许多客人，因此必须有一方让出自己的房间，但双方都不想让出自己的卧室。

4. 一方因为不能方便地使用厨房或套间洗手间而感觉

上了当。

5. 使用主卧的一方仍然会感觉不能睡好觉，因为对方经常进来取衣物、冲淋浴等。

小问题容易解决，但有些问题却并非这样，还有一种情形是，一方会因为分床睡觉而开心，但另一方怎么也不开心。假如遇到下面的情况，我们会怎么解决呢?

1. 一方不喜欢分开睡。

2. 一方不喜欢性生活方式、浪漫情调和二人关系的其他生理方面发生的变化。

3. 一方感觉这样的分床安排不再起作用了。

4. 一方无法解决因这种分床睡觉的安排引发的许多问题。

停下来思考一下……

1. 二人关系是否发展到了可以制订分床睡觉计划的恰当时机?

2. 现在居住的地方，是否容你制订分床睡觉的方案?

3. 彼此是否为即将到来的事情做好了准备? 更重要的是，假如一条计划行不通，你们是否能够应付得来?

4. 对于分床睡觉的安排，彼此是否清楚地意识到自己处于何种阶段，是随意尝试、下定决心还是试试看再说? 对方是否明白你的计划? 假如不清楚，对方将如何得知你的计划?

5. 关于二人关系，你们彼此是如何定义的? 假如准备分床睡觉，你是否准备与对方好好因此交流一下意见?

6. 改变睡眠安排后，你是否处在可以为实施这个方案而调用所有资源的位置上?

7. 对于你们特定的睡眠安排而言，假如出现了问题，你又在想办法解决时，是否有哪位值得信赖的亲朋好友帮着想出有创意的办法？如有需要，将如何联系此人？

第七章

追求幸福之路

分床计划提要

1. 明白分床而睡是为了两个人都睡好 ✓
2. 考虑周全后，跟对方深谈一次 ✓
3. 针对需要改变的地方达成共识 ✓
4. 两人一起针对这些改变做出计划 ✓
5. 告知他人这项决定 ✓

从决定分床的那一刻开始，就注定了将来会有一天，你可能会主动向他人倾吐这一切，谁睡家里哪张床等等。或者这一境况不慎被人发现时，你要么选择对分床的事情和盘托出，要么说迫不得已只好分床。分床一事涉及方方面面，大体一样，各家却有不同。有些人并不觉得有何大碍，把这事说给别人听，就如同挥手赶走一只苍蝇一样轻而易举，对其他人来说，坦白招供却比做出这项决定本身还要困难。这是为什么呢？事实上这与我们对于成功的理解，以及渴望成为他人眼中的成功者的诉求息息相关。

人类的一个本质特征是渴望被他人喜爱。有的人只要知道这世界上有那么一个人愿意陪在他身边，就已心满意足；有的人却想要别人像侍从一样全天候地迎合他。几十年来，马斯洛的普适需求金字塔理论深入人心：只要所有的基本需求（补充一下，睡眠在这里位于最基层）都得到了满足，我们就会努力去满足金字塔上更高层级的需求。位于金字塔最顶端的是自尊、自信和被他人尊重，而这些都是通过与喜爱我们的人之间的积极互动才能获得的。

寻求他人的认可能够使我们获得自信、成就感、存在感和被爱的满足感，从而获得马斯洛模型中更高层次的需求满足——承认这一点也无妨。为此，我们往往会尽力去保持自己的魅力。我们为老板卖力工作，听从父母的劝告，赠送朋友生日礼物，参加各式各样的社交活动，就是为了对本已足够融洽的人际关系进行保养，让我们设法取悦那些人，使其愿意更加亲近我们。

我们生活中有两类非常基本的人际关系：一类是我们几乎不太能操控的，比如家庭关系、同事关系和邻里关系；还有一类是我们自己主导的，比如友情和爱情。虽然在这里我不愿大谈复杂的人际关系动力学，但是我完全可以断言，在我们寻求他人认可（不论是何种形式的认可）的时候，为了达成目的，我们的行为是会受到影响的。当我们希望获得别人的赞许时，我们的一言一行，我们无论说出口还是闷在心里的观点，以及我们的外在穿着和外在举止，都会很容易受到影响。这就是为什么如果我们穿着怪异装扮的旧照在四十岁生日派对上被拿来做幻灯片展示时，我们都会感到尴尬不已。

有人认为，人类最为强烈的驱动力之一就是获得他人的认可，证实自己的价值。然而，在日常生活中，单知道有人爱着我们、渴望与我们说说话，或只求一个拥抱，就已经为我们提供了足够的精神和身体食粮，成为激励我们每天早晨起床的动力。

社会认可也同样重要。心理学家认为社会认可不是一种欲望，而是一种需要，是获得健康的自尊所必需的心理需要。作为社会动物，我们归属于一个集体的需要从幼年时就开始显现，然后伴随我们一生。同样地，这个问题困扰过许许多多的智者，充斥着一所又一所大学的图书馆，所以我在这里并不想钻研太深。但是这个问题又的确对本书的主题有一定影响。前文已经提到，睡觉是一种社会行为，会受到社会关注。所以周围的人会认为他们有权对我们的睡觉行为发表评论，并按照他们的评判标准决定是该给我们“一个合格的印章”还是“一声失望的叹息”。

> 我们的朋友看到我们分床睡后来了兴趣，我知道他们肯定在想“看来这桩婚姻已经走到尽头了”。
>
> ——冯，72 岁，已婚 55 年

决定你有多看重他人认可的一个重要因素，是他们在你生活中的重要性。这些人越重要，你就越重视你们之间的关系，他们的认可也就越有分量，或者更准确地说，他们的不认可也越有分量。

那么，当你们俩跟一群人在一起的时候，如果冷不丁告诉他们：“嘿，某某和我已经决定开始分床睡了。”那些熟人会是什么反应？他们的反应会影响到你的行为和你对分床决定的感受吗？

都是编见惹的祸！

究其本质，夫妻分床之所以背负黑名，罪魁祸首通常是那种认为分床就代表感情危机的偏见——人们会对分床的原因进行揣测，是性生活出了问题吗？是两个人感情出现问题了吗？人们会得出这些结论也并不意外。通常两个人之间出现矛盾时，都会尽量回避对方，所以这一判断的确有充分的人类学依据。

> 有一位比我年长15岁的婶婶在知道我与丈夫分床而睡的时候对我说："假如哪天我与你叔叔分床睡的话，我俩的感情就要结束了。"她这番话让我担忧了一段时间，但是我没法拿我们的感情和情况与她的做比较。我叔叔睡觉不打鼾，这就是一个非常大的差异。
>
> ——琳恩，41岁，人力资源总监，已婚15年

然而，乱给他人下定义总会有扣错帽子的情况，这里也是如此。那么为什么我们不能在决定分床之后，对所有乱加论断和横加指责的人说一句"没事，我们挺好的"，然后就立刻付诸行动呢？

很多人的确是这样做的。随着时间的过去，亲朋好友们也慢慢

相信两人果然还好，毕竟两口子感情还牢固着呢，这自然就省去了他们的安慰工作。我的情况正是如此。九年过去了，所有人都慢慢相信我和弗雷泽之间并没出问题。我也因此松了口气。

然而，有时候我们周围的人却不肯相信“一切都好”这么一句简单的话。这个时候，请停下来想一想，你可曾经无比坚信过一些事？是什么事呢？我个人就十分固执地相信，人人都有享受优质睡眠的权利，正如我在这本书中强调的一样。

一段美满的婚姻或幸福的感情必须具备什么样的要素呢？大多数人心里都有一个标准。一旦两个人步入一段稳定的感情中，旁人就会默认你们将会共度许多时光，成为彼此的专属，并且永远站在一条线上。考虑到媒体和社会所传递的文化和社会信息，人们有这样的成见也很正常。一旦有人偏离了这一传统模式，旁人就会惊讶地扬起眉毛，关于“这夫妻俩出了啥问题”的窃窃私语也就不会消停了。

> 一些知道了我们分床睡的人觉得这简直不可理喻。听说我们夫妻各睡各的，他们立刻沉下脸，把满腹狐疑写在脸上：“看来你们婚姻出了问题，怎么不直接说呢？”女人们会把我拉到一边，问我一切还好吗。一开始其实我根本没有想到别人会把这当回事，也没想到他们会这么惊讶。
>
> ——佩妮，40 岁，三个孩子的母亲，已婚 10 年

我也不确定我到底要不要告诉别人，我不愿让别人觉得我们两个出了问题。我不希望他们先入为主，因为我们两个感情其实挺好的。

——索菲娅，60 岁，退休，已婚 25 年

前些天我跟一个朋友提起我正跟丈夫分床睡，她马上问道："你还好吗？"我告诉她，我们挺好的，我们正一起建造新卧室呢。可是她却坚信我俩遭遇了感情危机。我向她解释我们真的没有矛盾，千真万确，分床不过是因为我想在不用杀死他的情况下睡个安稳觉。

——苏泽特，40 岁，行政助理，已婚 17 年

我不会到处宣传，因为别人会认为我俩的感情出现了裂痕和危机——这和他们毫无关系，我不想他们用异样的眼光看待我们。如果有人问起，我也不会隐瞒，但我始终觉得这都是各人自己的私事。

——阿米莉亚，41 岁，两个孩子的母亲，已婚 12 年

别人知不知道我不在乎。我不会刻意去告诉他们，但也不会否认。我倒不介意说起这事。那些反应特别强烈的人，是他们思想太陈腐。这根本不是什么丢人的事情——

纯粹是出于实际考虑。我父母也分床睡过，这其实是非常正常的。

——玛丽和约翰，分别为30岁和33岁，均为健康专家，已婚3年

我不会对这事遮遮掩掩，所以偶尔会碰到一些有趣的反应。有人说“这样就算不上真正的婚姻”，但我告诉他们“每个人都不同，这就是最适合我俩的”。

——卡罗琳，30岁，摄影师，已婚7年

《纽约时报》2007年的一篇文章调查了一些建筑工人和建筑师对分床睡觉现象的看法。这些人曾受雇于一些有分房需要的夫妻进行房屋的建造和改装。就连他们都感受到了这些夫妻在面临是否该坦白时所面临的困扰。

很多建筑师和设计师都表示，他们的客户认为社会对夫妻分床睡仍然抱有许多偏见。一些房地产开发商表示这确实是个敏感话题，所以他们管那另外一个卧室叫作“客房”，意为亲戚来访或上大学的孩子回家时临时睡的房间。圣路易斯的一名室内设计师查尔斯·勃兰特说道：“建筑工人、建筑师和家具木工都心知肚明，但是他们都不会到

处宣传，因为一听说夫妻分房，人们马上就会觉得这段婚姻出了问题。”

在西方文化中，夫妻同床而眠常常被看作一段美满婚姻的标志。所以这么多的人都以此作为模范夫妻的基准，不能接受夫妻分床睡觉也的确不足为奇。当发现在追求幸福的道路上存在一种截然不同的生活模式时，有些人会感到恐慌。人们对未知的都心存胆怯，有些人不希望别人来挑战我们心中既定的、通往幸福与成功的人生模式，因为他们害怕自己坚信的模式会落败。毕竟熟悉的那条路总比完全陌生的好。

对于有些人来说，社会偏见在自己家里表现得更为尖锐，他们的痛苦大多源于他们自己。生活中有各种各样的声音告诉他们夫妻理应睡在同一张床上，而且他们自己可能也曾因为别人的行为违背他们的观念而指手画脚过。所以当他们意识到如今破坏他们心中完美关系的是他们自己，他们的内心开始挣扎，那种羞愧感和内疚感就导致他们对分床睡觉问题守口如瓶。

我常常为此烦恼，觉得自己不是一个好妻子。我父母唯一一次分开睡是在他们吵架后，当时妈妈把爸爸锁在了房间外。我从小就被灌输了一种观念，在一个家庭里，父母应该是形影不离的，他们一同睡觉，一同起床，一同铺床——幸福的夫妻就该这样。我们分床睡的事我肯定不会告诉我的父母。这事我只告诉过我的一个同事。人们对这事怀有偏见，认为夫妻分开睡是不正常的。我对这事也感觉很不自在，而且这种感觉会一直存在。但是分床睡又的确让我得以解脱。

——安妮，44 岁，高级经理，已婚 20 年

实际上，对于这种认为夫妻分床就代表感情危机的偏见，让它不攻自破最好的办法就是将分床睡觉成功进行到底。分床却不分开，时间一久，那些唱反调的也就自觉消停了（当然也可以让他们读读这本书）。

该告诉好朋友吗？

年幼的时候，友情往往是机缘巧合的降临，而不在于刻意人为。谁会作为朋友出现在我们的生命中，取决于上学时我们碰巧与谁同桌，妈妈在校门口或学校零食店又结识了哪个小朋友的家长，以及我们恰巧与哪一家人做了邻居。当我们长大后，交朋友就变得更加自由，我们往往因为共同的价值观、社会准则和社会行为而建立友谊。

至于为什么我们偏偏和这个人成了朋友而不是和那个人，背后

有很多心理学的原因——但是本质都是因为他们与我们相似，能够理解我们。他们理解我们的幽默感，理解我们所做的决定，而且喜爱我们所喜爱的东西。朋友身上往往会有某些我们自己所渴望拥有的品质，这就吸引我们去接近他们。本质上，你会同一个人结交，是因为你们有一些相似的特质。朋友之间是互相认可的。这就是为什么你会挑选他们做朋友，而不是别人，因为你们总是能够互相欣赏，在一起有许多乐趣。

有时候我们交朋友则是由于我们内心的抱负驱使。我们可能会选择一些与我们完全不同的人做朋友，可能是因为他们代表了我们渴望成为的那一类人，也可能是因为我们恰巧踏入了一个截然不同的生活圈，要想融入这个圈子，我们不得不学习并践行这套迥异的价值规范。和这类朋友在一起，你可能不会像与其他朋友在一起那么真诚坦率，但是在这类关系中却有你所渴求的东西，其中之一就是他们的认可。

然而，即便是朋友也会各自有各自的观点。有时候我们会突然发现自己变成了朋友圈子的边缘人，因为我们的行为开始和他人格格不入。这可能是因为我们没有穿着相同牌子的衣服，没有出席共同的饭局或派对，没有经常和他们一起在酒吧或饭店喝酒，没有与他们支持同一套足球规则（或是明明支持这套规则却没有支持同一个球队），又或者是因为我们晚上没有和配偶睡同一张床。

我有一个朋友，在她的第一个宝宝出生后，医院给她安排加入了一个年轻妈妈的交流团。要在过去，她一般都不会选择与这些人做朋友。她告诉我她觉得自己不是个合格的妈妈，原因是当时她的宝宝已经有四五个月了，但是夜里还是睡不安稳，而这个交流团的其他妈妈的宝宝都能酣睡整夜。虽然我还未为人母，但是我的很多朋友都已经当了妈妈，所以我知道孩子四五个月大的时候一般也不会一觉睡到天亮。当我告诉她这一点的时候，她承认她的确也想过她认识的那些妈妈可能并没有说实话，她猜想这些年轻妈妈不过是想让人觉得她们的宝宝最好，从而证明她们都是合格的母亲。可悲的是，后来我这个朋友也开始隐瞒宝宝睡觉不老实的实情，她这样做是为了获得其他妈妈的赞扬和认可，在她们谈论睡个好觉感觉多么棒，宝宝如何一天一天快乐成长的时候，她也能插上嘴了。她是那样渴望获得其他妈妈的认可，以至于她不仅隐瞒自己的实际情况，而且还深受挫败感的折磨，因为她输给了她们不切实际的攀比。当她向我哭诉她的痛苦时，我由衷地同情她。她这样做不仅仅自己心里不好受，而且还弄得自己精疲力竭，因为她的宝宝夜夜折腾得她合不了眼。

有些人在他人面前只愿呈现出合家欢乐的假象。对于他们来说，这就是一枚闪亮的荣誉勋章。可是合家欢乐到底是怎样一幅景象呢？媒体在我们脑海里根植的画面是在一个家庭里，父母双方都出色地履行各自的家庭职责——或者是双方都有工作，或者是父亲负责赚钱养家，母亲专职家庭主妇——孩子们都能幸福健康地成长，一家人其乐融融，一条毛茸茸的小狗在后院愉快地玩耍，每个人都过着无忧无虑的生活。（说明一点，在这幅画面里爸爸妈妈可是每晚都要同床共枕的，他们幸福快乐，床上摆满了枕头，身下铺着搭配协调的羽绒被和床单，身上的睡衣时髦而有格调。）

如果你的家庭就是这幅景象，而且你也觉得幸福，那么恭喜你！这个故事本身并没有什么问题，可是却不适用于所有人。有的人甚至都并不热衷于这样的完美家庭。一个人的幸福模式并不一定适用于另外一个人，而且不同人的幸福模式也毫无可比性。对于幸福的不同定义正是滋生出偏见和否定的根源。如果你的一些朋友曾经通过行动或语言向你表明他们永远不会和配偶分床睡，要是你心里害怕他们会不认可你的决定，你也就很难下定决心向他们坦白。如果你担心他们不但会反对，还会对你横加指责，甚至因此断绝你们的友谊，坦白招供也就成为更加难以逾越的一道障碍。

我们没有跟太多人说起分床的事情。我们俩实在没法一起睡，只好建立了这套新的模式。反正我的房间看起来倒挺像个客房，也没人会怀疑什么。

——梅，66 岁，已退休，已婚 40 年

这事我只告诉了两个最好的朋友，因为我不想有人对

我指手画脚，而且我知道某些朋友的确会这样做。朋友们聚在一起的时候，听见她们开玩笑抱怨丈夫睡觉打鼾吵得她们睡不着，我也会加入她们的队伍。这些年的经历让我有倒不完的苦水。要是你问我万一哪天被她们发现了该怎么办，我相信船到桥头自然直，事情发生了再考虑也不晚，不过我的确时不时会在脑海里设想事情被戳穿的情景。

——梅蒂，35岁，保健专业人士，已婚6年

我们都不愿自己是个失败者。但是保养一段友情又免不了可能会失败。有的时候朋友的反应和看法就像社会的一面镜子。当你按照那些与你持有不同观念的朋友的标准去规范自己的行为时，就好比在照这面镜子，很可能你会感觉十分不适。当决定是否要交代分床一事时，你必须先考虑清楚这样冒着不被认可的风险到底合算不合算，又或者闭口不提其实是更好的选择呢？蒂莫西·夏普博士曾说过，大多数情况下，作为一段感情的局外人，人们是无法了解也不需要了解这段感情的始末根由的。外人总会对我们生活的方方面面指指点点，可是他们的看法到底有多重要？这都是需要我们去平衡和协调的问题，但是你必须清楚对于你们两个人来说什么才是最重要的，这一点才应该摆在首位。

我丈夫和他的哥们出去玩的时候，说起我家儿子喜欢

我的粉色床单却不喜欢他的蓝色床单的时候，他那些哥们听说我俩床单颜色竟然不一样——因为我俩是分房睡的——他们都觉得这事非常古怪，简直不可思议。事实上，很多其他朋友知道后都来盘问我们这件事，他们感到非常震惊和诧异。在他们看来这真是他们听过最稀奇的一件事了。

——夏洛特，24 岁，教师，已婚 1 年

和所有其他男人一样，我当然也希望不管是每天晚上入睡还是早上醒来，妻子都在我身边。我一直都认为这才是正常的。所以每当我早晨醒来时发现她不在枕边的时候，我心里都十分难过。而每次她半夜将我叫醒，让我出去的时候，我又感到万分沮丧。我知道因为我睡觉不安分和打鼾的习惯，很多个夜晚都吵得她睡不着，她也因此几乎崩溃。这我都理解，但是我还是觉得很难受。我们一起商量过很多次，提到我们应该建立一个适用于我俩的“正常”模式。但是坦白说，要让我去告诉我哥们我和妻子大多数夜晚都不在同一张床上睡，我会觉得很没面子。我不想面对他们的嘲笑，不想面对他们诸如“兄弟你出啥毛病啦”这样的调侃。

——哈罗德，33 岁，业务拓展经理，已婚 1 年

分床这事，你想告诉谁完全是你的个人决定。哪些朋友愿意去尝试接受，哪些朋友又会觉得受到冲击，你很快就能一清二楚。不管怎样，想想看，或许她们中有的人虽然在外人面前竭力营造出家庭幸福美满、每晚宝宝和丈夫都能在身边甜蜜酣睡的假象，可实际上并非如此呢。如果她们从你这里得知有办法美美睡上一觉，她们一定会欣喜不已的。也许她们还会因此对你感激不尽并且积极效仿你，因为你是第一个有勇气坦白这一切的人。

可能还会有一些人，他们很高兴能和你一起谈论这件事。他们也因此了解分床需要怎样做，可能会对夫妻感情产生怎样的影响，不管是积极的还是消极的。

虽然出现矛盾已经有一段时间了，但是直到和一个朋友聊天时听他说起和妻子分床的事情，我才开始考虑要搬出卧室。我想我只是从来没想过我们还有这项选择。我把这个朋友的事告诉了妻子，几番谈话之后，我俩一致决定由我搬到楼下的客房去睡。现在我满意了，妻子也满意了。这个主意真是太棒了。过些天我们一个朋友会来住几周，到时候我只得搬回主卧。我其实都不大愿意把我的房间让给他。

——理查德，46 岁，职业体育工作者，已婚 21 年我不会隐瞒分床睡的事实，也因此听到了很多有趣的回应。有的人听后非常震惊，有的人惋惜家里没有多出的房间，还有的人直接效仿我，也加入了分床的队伍。

——梅利莎，47岁，执行总监，已婚27年

我和朋友们在一起的时候常常会讨论到“睡觉打鼾”的话题，顺着聊下去，自然就引出了“晚上在哪儿睡”的问题。有时候还会牵出“妻子受不受得了”的问题，有的人表示“没问题啊”，有的人则表示“她受不了，所以我只好换间房睡”。就这么简单。我们都在同一条船上，我也很高兴有人和我一样。不过倒没有听哪个朋友说起分床是出于别的什么原因，所以这一点我倒不太清楚。我们会很认真地讨论这个问题。如果有其他人在场的话，气氛可能就会轻松一点，但是一对一的谈话通常是非常严肃的。他们有的其实不想搬出自己的卧室，有的很是怀念和妻子睡在一张床的日子。但是没有人会因此觉得羞耻。他们更加担心的是分床会不会影响夫妻之间的亲密。有的时候的确会有影响，所以他们很想倾诉。他们想要知道的是——你也是一样吗？一切还好吗？他们不如以前亲密该怎么办——但是很可能还有一些其他因素影响着他们和另一半的亲密关系，而绝不仅仅是因为分

床。我大概跟三个好朋友谈论过这个问题，我们都一致同意虽然我们也不想让妻子睡不好，但是我们也不希望性生活受到影响。

——马特，47岁，高级经理，已婚20年

分床这事也不见得非得向关系亲密的人倾吐。虽然大多数人都不会动不动就跟别人宣布自己晚上怎么个睡法，但是可能有时候有人说起这个话题，或是某次讨论正好谈到这个主题，自然而然你就开始同刚认识的人分享自己的经历了。作为一个过来人，对于你接下来可能会遇到别人什么样的反应，以及你在选择了分床这条康庄大道的前提下，该怎么去做出回应，我都有一些建议。

怎么对症下药?

虽然我从来不会以类似“嗨，我叫珍妮，我跟我丈夫不睡在一起”这样的方式作为开场白，但是谈到这个问题的时候我也绝对不会躲闪。聊天的时候我不时会提到“我丈夫的卧室”或“我的卧室”，或是在聊着相关的内容时很自然地就把这个话题带出来。我对不同寻常的夫妻就寝模式颇有兴趣，也喜欢听听其他人对分床而睡的看法。我也挺乐意听他们讲述自己的经历，不管他们是分床而睡的实践者还是同床睡的忠实拥护者。我对他们怎么应对因睡觉引发的各种矛盾极有兴趣。我身上也有比较顽皮的一面，热衷于挑战社会常规。所以我会试着激发人们的热情和兴趣，引导他们就“同床还是分床”进行一番辩论。

下面都是我最经常碰到的反应。有些或许你也曾遇到过，或许还能接着补充更多。

歪头派

这种人一边听着你解释着分床的个中缘由，一边会不自觉地歪起头——不会歪得太厉害，向左向右都有可能。你不禁纳闷：莫不是这人脖子出了什么毛病？当然不排除他们的脊椎的确曾受过损伤，但是非语言研究中心的研究表明，歪头这个动作一方面可以表示友好，一方面还可以是数个用于自我保护的姿势之一。

也就是说这些人可能认为你的感情出现了危机，所以他们想表现得友善。又或者他们只是在推测他们的另一半是否也有同自己分床的想法，所以歪头其实代表了他们想要取得主动权，万一担忧不幸成为现实，他们便能第一时间做出反应。当然这也只是我的推测。

很长一段时间以来，我一直在试图挖掘出歪头者的真正意图，但是符合上面两种解释的人从未给过我任何回应。到目前为止，他们没有一个曾邀请我一起看电影、去野炊，或是一起出去玩儿；

但也没见谁看到我就惊恐地逃得远远的，害怕被我怂恿加入分床的队伍。我猜想非言语线索就是这样——通常与这些姿势伴随的言语和姿势本身是矛盾的，所以这些人会感觉很困惑。不用说，你肯定是让他们联想到了什么，不然他们也不会毫无理由地做出这样的动作。

有一类歪头者我把他们称作“同情心泛滥的歪头者”——他们的同情都写在眼睛里呢。通常这类人会千方百计鼓励你敞开心扉：你的婚姻一定出了什么问题，不然你们也不会采取这样极端的措施。我就认识这么一对夫妇，他们不断鼓励我承认自己婚姻出了问题。

“没事的，你可以告诉我的。”他们让我放心大胆地说实话。

“难道你不会想念在他怀里熟睡的感觉吗？”他们柔声说。

“难道不会渴望每天依偎在他身边进入梦乡，每天早上又能够在他的身边醒来吗？”他们说。

“会啊！会啊！”我一一回答道，紧接着又补充道，“但是对于我们来说，能够睡个好觉才更重要。”

怎么应付歪头者：我真想伸出手替这些人把他们的脖子捋直，可是如果我这样做的话，我就违背了社会规范，打破了礼仪成规。我们都知道你不能指望一次谈话就能改变一个人的观念，所以对于这种人我的回应就是让他们相信我俩的感情没有问题，分床是最适合我俩的睡觉模式，而且作为成年人，我们有能力做出对双方都好的决定。你还可以给他们多普及一些关于分床的知识，可以给他们列一些数据——这样他们就会了解到有的夫妻不睡在一起婚姻照样幸福美满。事实就是这样，分床并不是世界末日。

坐立不安的保守派

保守派们不愿听你谈论分床。这事或多或少让他们觉得不舒服，所以他们会在凳子上不安地扭动身体，调动所有的肢体语言暗示你已经触犯了他们的禁区。最常见的是，他们会收起原先敞开的身体姿势，收回原本离你较近的那条腿，跷起二郎腿，身体也会侧远一点儿。如果你们聊天的人数较少的话，这样会让人感觉不舒服。

接下来他们会用一种委婉而礼貌的方式减少你们的对话。他们明显不如刚才讲话那么活跃，三分钟前他们还聊得兴致高涨，转而他们就开始“嗯嗯啊啊”或是用点头来应付。

作为一个注重礼节的女孩，我尊重别人的暗示，所以我会尽量不着痕迹地结束这个话题。我会把话题转移到天气或是体育时事上，不再让他们局促不安。

经验告诉我这个话题对他们来说是个禁区。为了避免加重他们的不安，我从来不去追问这类人为什么会有如此反应。不论我是冒犯了他们对于幸福婚姻的观念，还是在公共场合谈论这一话题过于失礼，又或是触碰到他们心里不愿提及的故事……这些又有谁知道呢?

怎么应对坐立不安的保守派：我真心觉得最好的办法就是尽量表现得有礼貌，不动声色地转移话题。如果他们想继续谈论这个话题，他们会主动找你的——我就遇到过一次。每个人对于公共场合可以谈论的私人话题的接受程度都是不同的，我们应当尊重这一点。根据我们在谈话中所处的位置，有时候需要表明，我们二人的关系还不错。如果整个聊天过程你不是主角，在表明你们夫妻俩虽然分床睡但是感情依然不错之后，就可以打住了。这样做的话，如果他们想要从你这儿了解一些事情，他们会私下找你详谈的。

皱眉派

皱眉者和歪头者类似，但是他们的偏见更深一点。歪头者或许只是同情心泛滥，想要把你带回家，让你整晚享受被搂在怀里安睡的久违的幸福；但是皱眉者通常会试图说服你“幸福的夫妻是不会分床睡的”。他们不容置疑地否认你的做法，所以不管你跟他们说什么，他们只会不断表现出否定和不满。他们并不会因为这个话题感觉不适；相反，他们固执死板，坚信自己的看法才是正确的。猜猜怎么着?你们这些人大错特错了。

皱眉者坚持分床是不可理喻的，他们的自信和你的不相上下。所以如果你愿意跟他们一争高低的话，这定是一场意志的较量。我热衷于和这类人争论，因为任何人对于夫妻分床的看法都能激起我的兴趣。如果你感觉心高气盛，想要找人激烈地辩论一番，皱眉者绝对能够让你感到棋逢对手。

但是要注意的是，有时候皱眉者还可以是换了一番模样的保守派。这类人其实是因为对你在双方还互不了解的时候，猝不及防地提出这样私人的话题而感到不满。虽然他们的不适不如保守派表现得那么明显，但是他们皱起的眉头就已经暗示你该看看窗外，是时候谈谈天气了。

怎么应对皱眉者：首先，如果你感觉他们是对分床睡本身不满的话，你就可以挽起袖子，和他们据理力争；又或者适时让步，转移到屡试不爽的天气话题。其次，如果他们皱眉纯属是觉得这个话题太过私人，或是时间场合不对，那么马上转移到一些无伤大雅的话题就好。顺利的话，不出数秒，他们又会绽放出灿烂的笑容了。

吐露秘密者

我个人最喜欢碰到吐露秘密者。他们通常会聚精会神地听你解释选择分床的理由，因为他们自己其实就是分床的一员，只是还没有告诉别人。他们询问你分床的动机，询问你实施的过程，询问你现在的夫妻感情状况。但是他们最好奇的其实是你是怎么告诉别人的：你有告诉过别人吗？你是怎么说的？他们有什么反应？你会觉得尴尬吗？你父母什么态度？你朋友什么态度？家里的宠物又有什么反应？宠物睡在哪儿？孩子们怎么看？你告诉过同事吗？他们怎么说？你都告诉了多少人？你为什么要告诉他们呢？有的人会激动地抛出一长串问题，让人几乎插不上话。

这类人其实也是分床队伍中的一员——有的只是浅水池试水的新手，有的已经是深水池的老手了——所以他们很想知道你是怎么应对周围人的指点的。因为他们自己本身并没有向任何人透露这件事。他们或许是想要从你这儿寻求一些经验，那样他们日后告知周围人的时候就有所借鉴，或许只是想要感同身受地体验一下你目前所能享受到的自由。他们对你独特的坦白经历真是百听不厌。

吐露秘密者找到机会就会告诉你，其实他们自己也正和另一半分床睡。但是这只限于一对一的私人谈话，如果你是在一群人中分享这一经历的，他们会按兵不动，直到抓住与你单独相处的机会，才会悄悄告诉你“其实我家那位和我也是分床睡的”。接下来，就等着他们向你娓娓道来吧，你将有机会点亮他们的一天，帮助他们的生活走上正轨。每当有人向我倾诉的时候，我都感觉非常荣幸，但是我得承认我有时候也会不断逼问他们，刨根问底，弄清楚他们不愿告诉别人的真正原因是什么。和皱眉者类似，他们也有自己的故事，我总是兴致勃勃地听着他们讲述这些故事。

怎么应对吐露秘密者：最重要的一点——不要打击他们的自信。有人愿意与你分享这些个人生活的细节是一件荣幸的事情，不应该轻视。向他们解释你的看法，告诉他们让别人知道分床没什么大不了，帮助他们明白通过让周围人相信分床睡并不代表感情破裂，他们是可以赢得别人的认可的。试着用合适的方式、以一种平等的姿态对他们肯向你倾诉秘密做出肯定。我从来都没把自己当成分床睡的福音传道人，所以我不会试图去将他们从自身羞愧的牢笼中解放出来。我并不认为他们向我倾诉完秘密之后，我就应该擅自这样向其他人介绍他们："这是彼特。他是个老师，有三个孩子，他已经五年没有和妻子睡同一张床了。"我建议不管他们做出什么决定，首先给予肯定，接着将我们惯用的"组织暗号"传授给他们——开玩笑的啦，这东西还没有发明出来呢。

拥抱型听众

这类人在听你讲述你的故事的时候，脸上会不自觉浮现出同情和温柔的神情。他们可能会伸出手，轻轻抚摸你的手臂，或是在你每次透露什么新的事情时，不可置信地捂着嘴倒吸一口气。

等你说得差不多了，他们也意识到其实他们的经历与你如出一辙的时候，就会坦白其实他们也在分床睡。相比吐露秘密者，这类人更倾向于当场承认自己也是分床队伍的一员，不管当时有没有旁人在场。

这类人只是单纯地因为知道有人与他们一样而感到欣慰，他们只是想通过肢体动作来表达他们多么珍视这段患难之情——所以才会去拥抱你或是触摸你的手臂。事实上你可能是他们第一个倾诉的对象，所以千万不要不把他们的话当回事。他们不像吐露秘密者那样对分床一事感到难以启齿。但是他们过去可能一直认为自己是个异类，所以当他们得知分床其实是正常的，他们会觉得非常高兴。

同样地，拥抱型听众可能也会对你侧耳倾听，渴望了解更多，因为他们过去从来就没有想过他们还有分床这条路可供选择。如果是这样的话，他们拥抱你的时候可能还会哭出来，因为你的一席话照亮了他们那绝望的、与充足睡眠绝缘的生活。至于该如何应对一个眼泪汪汪的、对你不胜感激的陌生人，就得你自己把握了。

怎么应对拥抱型听众：我们都渴望知道我们并非孤身一人，尤其是当我们选择了一条少有人走的路的时候。我们希望在这条狭窄的小路上遇见其他的旅客。当真正遇上一个的时候，我们会兴奋不已。在你感觉自在的前提下，尽可能去热情地回应拥抱型听众吧。

SSC（分床而睡俱乐部）的成员总数只有大多数西方社会组织的四分之一，所以虽然在社会上我们是个重要的群体（因为我们的成员都因休息充分而精力充沛，活跃在社会的各个舞台，做出一己贡献），但是我们并不是多数派。拥抱型听众可能会想要同你分享一些细节，所以与他们见面之前最好事先做好计划，想清楚你想要告诉他们些什么，听他们讲述些什么。

好奇心过强的提问派

这类人想听你说起你分床的一切细节，而这不外乎两个原因：要么是因为他们自己正在考虑分床睡，要么是最近他们的另一半频繁提出要分床。其实他们正在进行情况调查呢，你就恰巧成了他们的“维基百科”。他们抓紧机会，想要一一点开你脑袋里的所有链接。一旦你碰上了这么一个“好奇心过强的提问派”，那么机会来了，你可以骄傲地就分床经历大做一番演讲了。和这类人聊天会感觉很棒，因为你这里有他们想要了解的东西，所以自然你就有充分的主导权。

你可以耐心细致地向他们娓娓道来，告诉他们分床睡是如何成为你生命中一个重要的转折点；你也可以效仿《读者文摘》，鼓励他们自己去尝试改变现状。你甚至还可以把主导权交给他们，让他们自己来探索你的经验库。不管你选择哪种方法，记住怎么舒服自在怎么来。

怎么应对好奇心过强的提问派：事先准备好要讲述的实例，做好要在某些意想不到的记忆角落搜寻往事碎片的心理准备。你也可以反过来问他们一些问题，从而帮助他们理清他们问题的脉络。对这类人，你得非常耐心——他们可能不断有新的问题冒出来，所以他们的问题可能不会那么准确和有条理。再次提醒你，一定要找个舒适的地方，因为你们可能一时半会儿聊不完的。

只想听故事的中立派

这类人只是想听听你的分床经历和你的想法。他们不会对你指手画脚，他们只会安静地听你说。这类人可能自己就是和另一半分床睡，也可能不是。他们只是比较热衷和别人聊聊某种社会行为，听听其他人有些什么动态。整个聊天过程不会有大惊小怪，也不会有波澜起伏。

怎么应对只想听故事的中立派：好好享受吧！

怎样告诉孩子？

该在什么时候告诉孩子爸爸妈妈分床的事？这主要取决于孩子多大了。如果孩子从小就看到你们各睡各的，要是哪天孩子从朋友家过夜回来告诉你“我朋友的爸爸妈妈好奇怪，他们竟然睡在一起”，只需稍稍解释下就好。

一个朋友先是问了我和丈夫分床后家庭稳定有没有受到影响，接着又问道：“你的孩子怎么想的？”我告诉这位朋友，我们开始分床的时候，大点的孩子才五六岁，所以他们根本不觉得有问题。

——苏泽特，40岁，行政助理，已婚17年

我家孩子觉得再正常不过了。说不定他们还会觉得爸爸妈妈睡同一个房间才奇怪呢！

——梅利莎，47岁，执行总监，已婚27年

但是不管你们是要事先告诉孩子爸爸妈妈计划要分床睡，还是事后向孩子解释爸爸妈妈分床的原因，解释的方式应该大体一样。你知道怎么做对你们对孩子才最好，所以细节说多说少、该营造出什么样的情绪，完全是靠你来把握。当然，他们的年龄和他们对大人感情的理解能力都要考虑在内。

正如很多大人所担忧的一样，有些孩子看到爸爸妈妈晚上不睡在一起，会担心有一天他们会真正分开，各自有各自的家——“就像学校里的比利和比琳达的爸爸妈妈一样”。显然，孩子想知道的

不过是爸爸妈妈关系还好吗。这个问题很容易解决，只需在孩子面前多多拥抱对方、亲吻对方就可以了。当然，还是那句话，如果孩子有了一定理解能力，可以和他们谈一谈，告诉他们爸爸妈妈的感情不会因为晚上分开睡有任何的影响。

> 我为孩子编了一个国王和王后的卧室的故事。他们周末早上爬到我的床上的时候，觉得很有趣，因为这是王后的床。接着国王也进来了，他们觉得更好玩儿了。他们知道爸爸妈妈依然互相爱着对方，因为一家人全在妈妈的床上欢笑。有时候他们也会爬到道格的床上去和他说话。
>
> ——佩妮，40岁，三个孩子的母亲，已婚10年

不管怎样，至少不要让孩子纳闷为什么其他小朋友的爸爸妈妈每晚都睡在一起，而自己的爸爸妈妈却不一样。和孩子谈论这个问题也是一个契机，抓住这个机会可以顺势教导他们人与人是不一样的，培养一段幸福的感情不一定只有一种方式。

还有一种情况你可能会遇到，那就是孩子带朋友来家里过夜时，其他孩子会好奇地询问。虽然不该由你去给别人家的孩子普及两性相处的知识，但是你一定也不愿意让自家孩子因此觉得难堪。这时候你就可以简单地回复一句“我们分开睡是因为我们会吵得对方睡不着”，这就足以解除疑虑了。你还要教导孩子必要时怎样向

朋友们简单地解释这个问题。又或者你干脆什么都不要说，除非其他孩子或他们的父母当面问起这个问题。

> 每次孩子的朋友来我家过夜，他们脸上总会写满困惑，他们纳闷为什么他们的小伙伴的爸爸妈妈不在同一个房间睡觉呢？我看得出来，他们的小脑袋正试着去理解这个问题。我家孩子会告诉他的朋友们这在我家很正常，孩子们好像并没太把这事放在心上。
>
> ——布鲁克，52 岁，教育专家，已婚 30 年

务必要留意自家孩子正处于什么发育阶段，因为我们都有过被父母在朋友面前说些难为情的话的经历。尽量不要过多解释大人之间的私人问题，不要让孩子因此成为朋友的笑柄。

坚持自我，享受睡眠

古希腊哲学家赫拉克利特有一句名言：“世界上唯一不变的就是变化。”人的社会行为正是如此。人类的进化不曾停止，我们的社会行为过去、现在、将来都在不断地变化，不断地受到新的冲击。人类最开始习惯独自睡觉，进化到后来，渐渐习惯在狭小的空间依偎而眠，但是或许这不再适用于所有人。克罗什说：“夫妻分床

睡已经不再像过去那样是个忌讳了。越来越多的夫妻现在都开始分床睡，而这并不仅仅是由于打鼾……双人床也好、夫妻同床共枕的习俗也好，这些都是文化和历史发展的产物，并非是生理需要。”接着，他又说道：“将夫妻同床看作感情美满象征的时代已经过去……分床睡和分房睡同样也可以是充满热情和活力的夫妻关系的标志。”

我认为婚姻是什么要靠两个人自己去定义。什么样的模式适合他们，他们就应该用哪种模式来相处。但是很多人都太在意别人的看法，因为害怕别人会指指点点。我丈夫不喜欢成为别人议论的对象，为了不让他难堪，我也不会向别人提起这个话题。

——凯依，66岁，在一起14年

除非是正好说到这个话题了，我们才会告诉别人。我们的很多朋友和我们整个大家庭的所有成员都知道这件事，也知道为什么我们要这样做。我想这是因为我们的态度和方式得到了大家的认可。他们大概是看到我们的关系还不错才渐渐放心的。我们各睡各的房间，因为这样比较方便。我们也是这样告诉别人的。

——理查德和凯瑟琳，分别是48岁和46岁，IT工程

师和健康专家，已婚20年

如果你确信分床对你们是一条正道，是两个人身体健康和心理健康的保障，那么就尽管拿出信心吧。如果你不愿意告诉别人的话，也没有人强迫你。但是你一定要清楚分床并没有错，不要仅仅因为这与社会常规不一致，就觉得你必须找到理由为它辩护——不管是为了说服别人还是说服自己。

如果你十分肯定你们分床睡并不是为了掩盖某些更为严重的问题，那么在告诉别人你们分床睡的时候，一定要让他们知道这一点。如果你感觉分床睡是因为两人之间存在更严重的矛盾的话，那么就勇敢一点，去解决那些问题吧。

向他人宣布分床的决定时，最重要的是说话的方式。如果你自己都紧张不已，自然也不会收到什么好的成效。保持冷静，相信自己的决定，这样的话，即使那些怀疑和反对的人无法立即接受，你至少也开了个好头。通常当一个人告诉我们一些事情的时候，他说话时给我们的感觉比他说话的内容更让人印象深刻。在谈话的时候，你对分床的态度会影响到你给人的感觉，所以哪天突然说起这个话题的时候，不仅要想想到底该如何措辞，还应当注意你的肢体语言。蒂莫西·夏普博士建议："你自己得从心底接受这个决定，尽你所能向想要告知的人解释你们的情况，时间和地点你自己决定。至于其他人，你就不用管了。最重要的是你们自己，以及你们在这段关系中能够快乐、健康和幸福，如果其他人理解不了的话——有时候这是避免不了的——要记住你没办法取悦所有人。”

想要大胆分床而睡，做到大大方方不遮不掩，全凭对这一决定的了解及夫妻双方的信心。

停下来思考一下……

1. 如果要你去告诉别人你们不在一起睡，或是有着其他不同寻常的睡眠模式，你会感觉怎样？

2. 你对自己的决定有没有信心？如果让你去告诉别人的话，这种自信能不能贯穿始终？

3. 如果别人持反对态度，你有没有（或是觉得有没有必要）想想应对措施？

4. 如果别人主动告诉你在他家谁睡哪间房，你会有什么反应？你有留意过自己的反应吗？

5. 如果你没做好公开的准备，可是情况不由你选择，你有没有事先准备什么理由？

SWEET
DREAMS

第八章

好睡眠好感情

这本书写到一半的时候，我和一个朋友去看了电影《希望温泉》，希望这部给中年观众看的烂俗言情片能够博我们轻松一笑。然而，电影一开场，我就失望地翻了翻白眼。梅丽尔·斯特里普饰演的角色在洗手间深吸一口气，鼓起勇气走进丈夫（汤米·李·琼斯饰）的卧室。观众马上意识到这是“他的”卧室，而不是“他们的”。她提出亲热，却被他冷漠地拒绝了。于是她回到自己的房间，独自舔着伤口。显然她睡的这间房曾经是两个人共同的卧室。这部电影反映了人们对夫妻分床的一切陈旧偏见：“分开睡说明你们的感情已经陷入危机！”

我几乎忍不住从座位上跳起来，想对着电影院的所有人大声说：“事实不是这样的！分床并不代表婚姻走向坟墓！”但是我忍住了，因为我不想让朋友难堪。

对于那些没有看过这部电影的人，我简要介绍下，它讲述的是一对五十多岁的夫妻是如何试图拯救他们摇摇欲坠的婚姻。它不放过中年夫妻之间任何一个可能导致矛盾的原因——无法沟通，性生活匮乏，不再关心穿衣打扮，过分依赖对方或电视来填充空虚的生活——全都是些陈词滥调。但是它的确反映了一段感情中可能出现的任何问题，如果两个人任由其发展而不管不顾的话。

事实上两个人在一起，不管是正在约会还是已经结婚，不管是相处了一小段时间还是相处了一辈子，两人之间的关系都可以塑造成他们理想的模样，而不是电影和电视宣传的模样，也不是家人和朋友心目中的模样，而这就是这本书的主旨。

自己的感情自己做主，只有你才能决定什么适合你，什么不适合。

分床并不意味着你们的关系已经陷入危机。

分床并不意味着你们的关系将会陷入危机。

分床并不能说明任何问题。

同床共枕并不能拯救一段处于危机边缘的感情。我并非否定同睡一张床是某些人感情稳定的基石与两人之间强韧的纽带。可是，并不是人人都需要这个纽带。

我之前提到过这一点，现在我再重复一遍——感情并不容易，每段感情都不容易，我们与一个人越是亲密，我们的缺点也就越容易暴露在他眼中，反之亦然。这就让我们不得不努力去维护这段感情。不过我们也都知道，只有努力才会有回报。

生活中很多感情问题都可以利用这本书给出的建议来解决，而核心就是同另一半进行密切、坦诚的沟通，并且尊重对方。这也不是什么新奇的道理，但这是保养一段感情的基本技能。

说到我和我的丈夫，其实我也知道分床睡让我们错过了一些东西，但是这正如我们不能每天早起锻炼、不狂热地支持同一个球队也会错过一些东西一样。这并不妨碍我们有许多别的情侣或夫妻不曾拥有的专属甜蜜。

我和弗雷泽只是单纯地不睡在一起而已。我们深爱着对方，只是做不到同床共枕。我们绝对不会因此觉得孤独，我也不会因此感到担忧，因为我见过太多幸福快乐的夫妻——有的在一起将近50年——他们并非每晚都睡在一起，可是感情依旧美满如初。所以我知道虽然我们分床了，但是我们并不孤独，也没有和别人不一样。

采访这些情侣的时候，我问了所有人同一个问题：分床对你们的关系有怎样的影响？如果可以的话，你们会选择重新睡回一起吗？大多数人的答案都是肯定的，但是他们知道这样行不通，所以他们都坦然地接受了现状。其他人则表示不愿重新睡在一起，因为现在他们感情美满幸福，他们非常享受分床带来的好处。

我对现状感到很满意。我们可以自由地选择在一起睡还是分开睡，不需要什么正式的协议。

——安，已婚19年

就算有别的选择，我们也会保持现状——继续分床睡。最近我们商量着给我们新出生的宝宝安排一间她自己的卧室，我提议道格把他的房间让给她。他当下就拒绝了，他不愿意放弃自己的房间，所以他建议我们可以在楼下新增一间卧室。

——潘妮和道格，已婚14年

如果能够每晚睡在一起当然是再好不过了。但是我们一致决定分床对我们都好。现在我能睡个好觉，她也能睡个好觉。这简直太棒了。我们依然爱着对方，没有出现任何感情问题。

——马特，已婚 20 年

我们睡在一起时会有各种各样的摩擦，所以现在我们各有各的卧室，各睡各的床，两个人都觉得很自由。尽管这样，我们仍喜欢两间房连在一起，因为这样让我们有一种归属感。

——理查德和凯瑟琳，已婚 20 年

我们对现状很满意。现在我们的关系越来越亲密了，之前因为睡在一起而引发的不满已经烟消云散了。我们两个人只要有一个休息好了，日子就好过多了。我简直无法想象两个人都睡不好时生活会变成什么样。

——苏泽特，已婚 17 年

这也是正常的，只不过是换了一番模样罢了。

——布鲁克，已婚 30 年

我们已经过了担心分床会让我们错过什么的阶段了。

人们总会觉得结婚或是同居后，我们每天睡前的最后一眼、醒来的第一眼都一定是那个人。自从意识到这之中其实藏着许多问题，我们很快就想通了。我对现状很满意，正是因为分床，我们的感情才能和和睦睦。

——卡罗琳，已婚7年

很长一段时间，我感觉自己像被困住了。直到分床后，我才第一次意识到其实我是有选择的。我可以有我自己的空间，只属于我的空间。我可以按自己的喜好装饰它，可以在我的房间做任何想做的事情。现在这样奏效了，我再也不觉得我们是个异类了。分床把我们从崩溃的边缘拉了回来。

——安妮，已婚20年

我们并没有错过些什么。分床让我们每天都有一个新面貌。我不觉得分床让我失去了什么，只要我的丈夫也同样这样想，我也就开心了。

——夏洛特，24岁，教师，已婚1年

我们之间有着密不可分的纽带，不会因为我俩睡在不同房间就受到影响。我们就像两棵老橡树，比邻而立，随着我们共同老去，我们的枝丫也越发紧紧缠绕在一起。

——约翰，已婚 30 年

人类关系的不断进化让我们越发确信了一个道理：二十年前还无法想象的，如今不仅可以想得到，还可以做得到。我们那一代人见证了离婚为社会接受所经历的演变；到如今，恋爱关系有了同婚姻一样的合法地位；同性关系越来越常见，几乎快要融入主流。我们的社会对某些行为给予这般的宽容，以至于人们可以随意干涉一对夫妻的私生活，那么一对夫妻怎么睡、在哪儿睡，为什么不能享有同样的自由呢？

我不知道分床除了代表人们安安稳稳一觉睡到天亮的需求外，还能不能反映出一些别的问题。那都是各人自己的事情了。但是我可以告诉你，不管是每天分开睡，还是只是偶尔分开睡，分床只不过是一段幸福的感情中的一部分，除此之外，并不能说明什么。这事处理好了有助于创建一个健康快乐的家庭环境，因为两个人都感觉到被珍视、被倾听、被尊重，而且高质量睡眠也保证了他们良好的身体状态。

当你相信并能坦然接受自己的决定时，这种自信也就潜移默化地传递给你的听众。虽然你也没必要对分床一事大肆宣扬，但也更不应该为这个明智的决定感到羞耻。不过是睡个觉的事情，分床睡又不会让谁缺胳膊少腿。

所以，大胆去分床而睡吧。

Good

NIGHT

译后记

澳大利亚为现代世界贡献了考拉、铁矿石和悉尼歌剧院，现在又为日益狂躁的现代文明祭出另一大革命：睡法维新。

这一革命性的主张并非出自专门行家或大学者，亦不是以睡眠为研究对象的职业人士，更不是靠写作谋生的作家，而只是一名普普通通的平头百姓。她从来没有写过书，以前甚至都没有研究过睡眠以及与睡眠相关的任何一个科目，她对这个话题的兴趣，全然是她个人的亲身经历促发的。

简妮弗·亚当斯是澳大利亚最常见的那种白领女人——朝九晚五的上班族。由于种种原因，她很晚才结婚，又因为命运的安排，先后结识的两任男友都很特别，这两位男友共同的特别之处是，晚上睡觉打出来的鼾声能震动方圆几英里。

一个人睡上几周、几个月的好觉并不难，难的是一辈子都睡好觉，睡得踏实坦然，尤其是在结婚以后。同床共枕是美好的，分床睡觉有时候也是必需的，如何协调这两者的关系，对很多夫妻来说，并不是容易的事情。正是这个原因，作者才写了这本书——《好睡眠才有好感情》。

夫妻分床睡觉，偶一为之，大家并不觉得有何大不了的；可若是形成规矩，几十年坚持不变，却难。虽是为双方睡好而迫不得已的办法，却会对坚守传统的千千万万个家庭带来无法估计的后果，这对东西方的人来说都是一样的。理由很简单：既然是夫妻，怎么可能分床睡觉？换句话说，无端分床或分房睡觉，那还能叫夫妻吗？

简妮弗的这本书，就是专门来回答这类问题的。不仅如此，她还把与夫妻分床或分房睡觉相关的差不多所有层面的顾虑、麻烦和解决办法都搜罗到了，让每一对已经或正在试图这样做的夫妻放心选择。

她根据亲身经历，研究了包括睡觉习俗、传统及医学原理在内的众多资料，结合网上网下的采访调查，梳理出与分床睡觉相关的许多议题，据此分别提出了她的解决办法和建议。无论从学术或实践来看，她的这本书都不失为难得的一手调查研究资料和实用睡觉大全。

比如，她首先指出，人们之所以会对分床睡觉产生疑问，是因为千百年来的传统使然，人们一直都将睡眠与性生活联系在一起。初一看，的确如此啊。难道人们不是一直都在同一张床上完成做爱、睡觉以及室内生活的众多其他活动的吗？可是，简妮弗告诉我们说，已经有无数的学者指出了这些不同室内活动给人们带来的错觉。事实上，睡觉是为了身心的修复，而性爱则另有其原因或目的。在同一个地方或地点发生的两样或多样事情，并不表明这两者或多者就一定存在不能分离的内在联系。我们会在床上玩手机、看电视、读小说、吃饼干、喝汤，甚至大小便，但并不意味着上述活动就一定彼此不能分离，或者一定要在同一张床或同一间房里完成。这样分开来看待事物，就是人们的观念发生变化的开始。有的夫妻会在地板上、厨房里、沙发上、洗手间里，甚至是我们万万想不到的任何一个地方行房，难道就表明上述那些场所就一定附带有促使人们产生性冲动的某种化学品质？同样，床的功能，根据人们的不同需要，也是可以随时区分的。

由此可见，传统、习俗、习惯、惯例——无论我们称它为什么吧，都自有其符合道理的地方，可也并不是说，它就不能根据时代或风气的变化加以更新。极端地说，传统、习俗是用来打破的，而不是用来一味坚守的，在很多情况下，在不同时代和文化中都是如此。

再比如，一个男人打鼾（顺便说一句，简妮弗告诉我们，有很多女汉子的鼾声也很大）或者睡着时在被子里放屁，绝大多数情况下是他并不自知。中国人说，不知者不怪罪。可是，那种鼾声给对方造成的毁灭性效果，或者那种氨气的浓烈程度给对方造成的出人意料的伤害，往往是很多人痛不欲生的直接原因。这种情况怎么办呢？难道我们会为心爱的人并不自觉的某种生理行为而与其离婚？如果不离婚，那又能怎么办呢？放心，这些有时不亚于生死考验的两难问题，简妮弗都为我们备下了良好的答案。

可以想见，哪怕很多夫妻意识到了分床睡觉的必要性，也真心愿意这么做，可最终还是难以实施。为什么呢？怕邻人说三道四啊。有的时候，哪怕自己的至亲，也不一定能够理解夫妻分床睡觉这种迫不得已的选择。人们总是会习惯地认为这对夫妻肯定哪里出了毛病。而事实可能是这对夫妻没有其他任何问题，就是一方或双方晚上睡不好，会影响次日上班，或会影响一个人正常的社会生活。

当然，人们自然会问：分床睡觉后性生活怎么办？两个人之间的亲密感怎么办？孩子的家庭教育怎么办？如此之类的问题，相信我们一旦打破传统观念，答案自然而然就会出现。如果还不能肯定，相信大家一定会在她的书里找到完美的答案。

我们很多人体验过的麻烦，简妮弗差不多都想到了。比如，有的人听不惯风扇或空调在夜间不停发出的嗡嗡声，而另外一些人没有这些声音就简直无法睡觉。有的人将空调设在26摄氏度安睡无恙，而另外一些人超过22摄氏度就感觉置身火炉。有些女士爱在床上看小说，一些丈夫喜欢在床上坐着边看电视边喝绿豆汤。看小说翻书的声音哪怕极小，或者台灯的光线哪怕只有萤火虫那么微弱，对方都有可能无法忍受。反过来，星星点点的绿豆汤泼洒在床单上，在很多丈夫看来完全是小菜一碟。简妮弗的办法是，打破了传统观念，这些问题解决起来易如反掌。

再比如夜间如厕的问题。有的人因生理、心理原因一夜起床十多次，另外一些人冲起厕所来全无顾忌，如同洪水漫顶，地动山摇。再有耐心的人，被如此频繁的起夜和如此洒脱的冲水声惊扰几次后，也会再难入睡，只好第二天黑着眼圈东倒西歪去上班。这样的日子一天两天无所谓，时间长了，再相爱也会分手。其实，脑筋一转，分床睡觉轻轻松松就能解决。

中国现代社会的转型，同样涉及跟睡觉相关的众多问题，生活习俗的变化及愈发增大的工作压力，使人们对睡眠质量的要求与对二人世界的情感期盼不断提高，相信这本指南书能够化解有这方面问题的众多夫妻的矛盾。

一个社会的变化，有时候取决于摧枯拉朽式的暴风雨革命，革除阻碍社会进步的一切沉疴，而更多的时候则是涓涓细流式的渐进式维新。日积月累的变化和变更，使得人们的生活方式在无形中发生着惊人的变化。人的一生有至少三分之一的时间在睡眠中度过，睡不好，白天正常的工作生活都会受影响。因此，睡好觉是个人和社会能够发挥正常功能的基本前提和要求。从这个角度看，简妮弗的主张就具备革命性的意义。

简而言之，爱一个人不仅要爱他们活泼天真、生龙活虎的一面，更要保障他们舒适安逸的睡眠。因此，如何改善睡眠，就成为相当重要的人生要务了。而读完简妮弗的这本《好睡眠才有好感情》，一定会为我们带来极大的回报。

本书的资料整理、用语统一、译稿统筹等翻译工作，得到了李尼、李莹、彭锦和王胜的大力支持，在此一并致谢。